小児発達障害について

髙貝 就
浜松医科大学
児童青年期精神医学講座 特任教授

非専門医の先生に
知っておいてほしいこと、
まとめてみました

はじめに

　Minimum requirements という概念は，臨床の実践場面では明確に定義することが案外難しいように思います。専門性の高い事柄について，聞かれる側は気軽に相談してくれたらよいと思っていても，尋ねる側は「こんなことくらいで聞きに来るな！」と言われるのではないかと躊躇していた，ということも珍しくありません。自分で調べて考える姿勢が大切なことは間違いありませんが，カバーしきれない問題を一人で抱え込み過ぎてしまうことと較べれば，「聞くは一時の恥」。何でも聞いてみるほうがよいと思います。

　ただ，環境によっては気軽に相談できる人が身近にいない場合もあるでしょう。本書は，児童の発達障害やそれに関連する疾患について，普段は専門とされていない医師の方々を対象に，疾患の概要や紹介のタイミングについてお伝えできたらと思い書かせていただきました。

　本書の前半では児童の発達障害の総論について指導医と若手医師の会話形式で解説しています。後半では代表的な疾患ごとに模擬症例を提示して解説しています。

　休憩時間に医局のラウンジで，コーヒーを飲みながら研修医や他科の先生と気軽に話し合っている情景をイメージし，なるべく平易に記載するように努めました。また，医師だけではなく，子どもの精神保健に携わるさまざまな専門職の方々にもご一読いただければ幸いです。

平成30年8月
著者記す

小児発達障害について
非専門医の先生に知っておいてほしいこと、まとめてみました

髙貝 就
浜松医科大学 児童青年期精神医学講座 特任教授

contents

ゆみが聴くＴ教授の発達障害講座

その1　発達障害ってどんな病気？ …… 2

その2　知的障害とASD ………………… 20

その3　発達障害と子ども虐待 ………… 34

事例でみる小児発達障害の診断・治療

case 1　自閉スペクトラム症（ASD）…… 46

case 2　注意欠如多動性障害（ADHD）… 56

case 3　不登校 ………………………… 64

case 4　選択性緘黙 …………………… 72

case 5　限局性学習症 ………………… 78

case 6　発達性協調運動症 …………… 84

case 7　チック ………………………… 90

case 8　子ども虐待 …………………… 96

COLUMN　診断名を告げるタイミング ………………… 19

児童精神科に紹介をする際のポイント ………… 63

学校との連携 ………………………………… 71

睡眠と発達 …………………………………… 83

「キラキラネーム」 …………………………… 95

索引 …………………………………………… 104

ゆみが聴く

T教授の
発達障害講座

その1　発達障害ってどんな病気？

その2　知的障害とASD

その3　発達障害と子ども虐待

ゆみが聴く T教授の発達障害講座〈その1〉

発達障害ってどんな病気？

　ゆみは今年4月にH大学医学部児童青年期精神医学講座に入局したばかりの医師です。10年前に医学部を卒業し，楽そうなところをと引き算をして精神科に入局しましたが，早々と結婚したため，この10年は育児に追われていました。その間に成人精神科病院でのパートは経験していますが，児童精神科領域はまるきりの素人です。しかし，臨床のセンスがよいとT教授に誘われ，あまり深く考えずに児童精神科に飛び込んだのでした。

　「わたし，ど素人ですが……」というゆみに，それならばと優しいT教授は「個別の講義をしましょうか」と時間を割いてくれたのです。

①発達障害はどこまで広がるのか

T先生，発達障害なんて小児科でも精神科でもきちんと講義を受けた記憶がないのに，いまや精神科主任教授のY先生まで，「成人患者のなかにも発達障害が紛れ込んでいるから気をつけなさい」などと，先日の回診で研修医に向かって言っていました。どうしてこんなになってしまったのですか？

それはね，この10年くらいの間に，発達障害がずいぶん広がりがあるのだとわかってきたからです。いまや発達障害は，すべての子どもの約10％と言われているんですよ。

10％！ ということは，100人子どもがいたら10人は発達障害ということですか？

実はもっと多いという意見もあるのです。表1を見てください。

表1 代表的な発達障害の有病率

・知的障害	1％弱
・自閉症スペクトラム	2％強　　（凸凹まで含めると10％？）
・注意欠如多動性障害	3〜5％
・学習障害	約5％

文献1）〜4）より

最近報告された論文に示されたなかで，少なくともこのくらいはいるというものが左の数字，一番多い報告が括弧のなかの数字です。少なくともこのくらいという数を足しただけで10％になるでしょう。実はもっと有力な証拠があるのです。2012年に文部科学省がこんな調査を発表しています。全国の何カ所かで調査を行ってみたところ，小中学校の通常クラスのなかに発達障害と考えられる子どもが6.5％いたというのです[4]。

10％より少ないですが。

通常クラスにです。特別支援クラス，昔の特殊学級ですね，それから特別支援学校，昔の養護学校ですね，これらかつての特殊教育，いまでいう特別支援教育を2012年当時受けていた子どもは2.8％だったのです。2つを足すと，約10％になるでしょう。

先生，自分が学校に行っていたころ，こんなに発達障害の子がいたとは思えないのですが，発達障害は増えたのですか，それとも昔からいて，見つかりやすくなっただけなのですか？

発達障害の考え方が変わってきて，前よりも広くなったということは確かにあります。でも私の前任のS先生などは，「発達障害は増えた」と言い切っています。

増えたって，どうして増えたのですか。子育てをしている者としては心配です。それから，表1の一番上の自閉スペクトラム症のところの括弧にある凸凹ってなんですか？

ゆみさん，この凸凹もS先生が言い出しっぺで，この議論にすごく深く関係するのですが，しかしその前にひとつ確認しておきましょう。これだけ数が多い問題は多因子モデルが適応されます。ゆみさん，多因子モデルって何ですか？

えーと，多因子モデルとは，病気の原因が遺伝する1つの素因の問題で起きるのではなくて，たくさんの遺伝子が関係しているということですか？

 そのとおりです，よくわかりましたね。

一応，夫が薬理学をしていて，そんな話題がよく出ているので。

 そうか，ゆみ先生のご主人は，薬理の先生でしたね。じゃあ図1を見てください。
この図ではシェーマ的に，4つの因子が重なったときに，病気のラインを超えると描かれていますが，実際のところは，20も30も重なっていると考えられています。

図1　多因子モデルとは

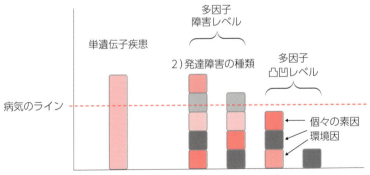

先生，一番右の因子のところに環境因と書かれていますが，育った環境も関係するのですか？

 ゆみ先生のご主人は，何の薬理を研究しているの？

糖尿病の治療薬です。

 それなら話が早い。この多因子モデルは，いわゆる頻度が高い慢性疾患にほぼ当てはまるといわれているのです。糖尿病しかり，高血圧しかり，私のような（とT教授は自分のおなかをたたいて）メタボしかり。

え，糖尿病と発達障害とどんな関係があるのですか？

 ほら，ご両親が2人とも糖尿病だったら，その子は糖尿病になりやすいでしょう。でも全員がなるわけではない。また，そういう素因があまり強くない人でも，暴飲暴食を繰り返せば糖尿病になる可能性はある。

発達障害もそれと同じということなのですか？

 そのとおりです。

発達障害は環境でも起きてくるのですか？
（ゆみは目を丸くして尋ねました）

ゆみさんは，エピジェネティックスを知っていますか？

はい，一応は。遺伝子の配列を変えなくても，遺伝子の情報のスイッチが入ったり切れたりするメカニズムということでよいですか？

そのとおりですね。発達障害の場合にもエピジェネティックスが関係しているだろうといわれています。しかし，それ以上に確実な環境的な因子もわかっています。ゆみさんは，最近の子ども事情に関して，関係するかもしれない大きな変化について思い当たることはありませんか？

えーと，わかりません。

先進国では晩婚化が進んでいます。

それと発達障害とどういう関係があるのですか？

2014年にスウェーデンから出た報告によると，高齢の夫婦から生まれた子どもに，自閉スペクトラム症が多いと報告されているのです。でも出産時の女性の年齢ではありません。父親の年齢のほうに相関することが示されているのです[5]。いろいろな説がありますが，ある研究者によると，自閉症スペクトラム障害で，遺伝的な素因と環境的因子の寄与率もみてみると，環境因が遺伝的素因の2倍ぐらいになると報告されています[6]。

そうなるとS先生が言うように，発達障害が増えるとしても不思議ではありませんが……。

（ゆみは割り切れない表情を浮かべました）

でも，考え方が変わったということもすごく大きいのです。先ほどゆみさんは，凸凹とは何かと聞かれたでしょう。この図では，病気のラインに達しないものを発達凸凹と読んでいます。これはS先生の考え方です。でも私は最近になって，発達障害という言葉自体を用いないほうがよいのではないか，と考えるようになってきました。

そういえば，先日の外来に「小児科で発達障害と診断をされたが納得できない」とお母さんが受診をされていましたね。

困ったことに，こんなことでのセカンドオピニオンがよくあるのです。問題は「障害」という言葉です。ゆみ先生，障害は英語ではなんと言いますか？

「ディスオーダー」ですが。

ディスオーダーというのは病気（ディジーズ）と状態（コンディション）の中間のようなニュアンスの言葉で，最も近い日本語は「症候群」ではないでしょうか。

それを全部，障害と訳してしまった。

そうなのです。ディスは英語で乱れ、オーダーは秩序でしょう。だから発達のディスオーダーとは、発達の道筋の乱れという意味で、そうなると凸凹と訳したほうが当たっているかもしれない。

なるほど。そういえば先日のお母さんは、T先生に「発達の凸凹はありますが、障害というほどのものではない」と説明を受けて納得されていましたね。

実は、「障害」という言葉を使うことで、もう1つ大きな問題が起きてくるのですが、それは後にまわしましょう。発達障害の考え方が変わったという点に関しては、その全体をみる必要があります。ゆみ先生から質問はありませんか？

② 発達障害の種類

発達障害はいつの間にかたくさんの種類が診断基準に登場していて、しかもそれぞれ似たような感じで、正直なところ区別がつかないのですが……。

あなたは医者にしては正直ですね。
それでは表2をみてください。これが発達障害の一覧です。左が発達の領域、真ん中が医学的診断名、右が知的障害の有無です。こうしてみると、わかりやすいでしょう。

表2 発達障害の一覧

発達の領域	発達障害の医学的診断名	知的障害の有無
社会性の発達	自閉スペクトラム症	＋
	（これまで広汎性発達障害）	－
注意力・行動コントロールの発達	注意欠如多動性障害	基本的には－
認知の発達	知的障害	＋
手先の細かな動きの発達	発達性協調運動症	－
学習能力の発達	学習障害	基本的には－
言語能力の発達	発達性言語障害	－
愛着形成と情動コントロールの発達	反応性愛着障害	±

なるほど，それでもたくさんあるなあ……。

大丈夫です。発達障害はいくつかのグループにわけて考えればよいのです。いちばん大事なのが，社会的な苦手さをもつ自閉スペクトラム症（ASD）です。

これって私が医学生のころは，「広汎性発達障害」と呼ばれていたように思うのですが。

そのとおりです。2013年に登場したアメリカ精神医学会作成の診断基準，DSM-5でこの診断名が登場しました。それから自閉症，アスペルガー障害など，いくつかの下位グループがあったのですが，全部この自閉スペクトラム症というなかに一括されることになったのです。ASDはとても大事なので，後で少し詳しくお話ししますね。

次が，行動コントロールの障害である注意欠如多動性障害（ADHD）です。そして3番目が，全体的な認知の遅れである知的障害です。この3つが最も重要なグループでこの3つの臨床像さえ知っていれば事足ります。

3つだけでよいというのはとてもうれしいのですが，先生，他にもたくさんありますが……。

次は，単独で起きることは少なくて，先ほどの主な3つの発達障害と一緒に起きるグループです。これも3つです。まず，極端な不器用さに診断名がついている発達性協調運動症，それから知的な能力よりも学力が著しく劣る学習障害，さらに言葉の遅れを示す発達性言語障害です。これは3つとも単独で起きないことはないが，主な発達障害と一緒に起きることが多い。

先生待ってください。主な3つの障害は一緒に起きることはないのですか？

ゆみさん。よいところに気づかれました。こうして一覧表を作った理由はそのところにあるのです。こうしてみると，それぞれ発達の別の領域の問題です。ですからすべての発達障害は，それぞれ重なり合って起きる可能性があるのです。

えー，そうなんだ。

たとえば，社会的な苦手さと，行動コントロールの問題は一緒に起きてもおかしくありません。ところが，最近まで，この2つは一緒に診断しないという約束になっていたのです。先に触れた2013年に出版されたの診断基準（DSM-5）で初めて，この2つの診断を一緒に並べることを認めましょうとなった。そうしたら，それから出てきた報告をみるとこの2つ，つまりASDとADHDが一緒に起きる割合は50％を超えているのです。それから知的障害もそうです。たとえば重度の知的障害の場合，ASDが一緒に起きる可能性は80％を超えます。ゆみ先生，どうしてだかわかりますか？

え，なぜですか？

ちょっと考えてみてください。重度の知的障害ということは，脳の働きに大きなハンディキャップがあるということでしょう。そうすると，そのハンディキャップが社会的な脳の働きにもかかわる可能性は高くなるわけです。

あ，なるほど。では，それなら，2番目のグループはどこが違うのですか？

それは主な3つの障害に比べて，私たちが重要視しなくてもよい理由があるのです。不器用さや，コミュニケーションの苦手さ，学習の苦手さなどは，ほぼすべての発達障害に起きてくる共通した問題ということが1つ，したがって，

主な発達障害が成長につれてよくなっていくなかで,主な発達障害と一緒に改善していくことが多い。

なるほど。

もちろん改善するためには条件があります。なにかわかりますか？　不器用さやコミュニケーションや学習をどうやったらよくなるのか考えてみてください。

えーと,きちんと教育をするということですか？

そのとおりです。ただし,子どもにあった教育をするというのは,主な発達障害でももちろん大事なことです。発達障害への治療は,そもそも子どもに合わせた教育が一番で,われわれ医療ができることは側面援助です。不器用,学習,言葉などの問題は,医療ができることがさらに限られているということで,役割分担としては教育のほうにお願いしたいところです。

でもT先生,このあいだも先生の外来で,「学習障害と診断されたがどう教育したらよいか聞いてきてくれ,と学校から頼まれた」と質問をしたお母さんがいましたね。先生は困っておられましたが……。

13

私は「学校の先生ともう一度相談をしてほしい」と心理検査のコピーを学校にも持っていくようにお願いをしたのですが，個々に合わせた教育という部分は，普通の教育では残念ながら弱い部分です。

ところで先生，1つ発達障害が残っていますが，この最後の行の愛着障害って何ですか？

ゆみ先生，愛着障害はどんなときに起きますか？

えーと，0歳から幼児の間に愛着行動がきちんと作られないということですよね？

それはどんなときに起きます？

あ，子ども虐待ですか？

そのとおりです。

では，子ども虐待は発達障害なのですか？

子ども虐待が治療されないでそのままいくと，脳の形や働きが大きな変化を起こしてきます。S先生はその変化のレベルが一般的な発達障害よりはるかに重いことに気づいて，子ども虐待を「第4の発達障害」と命名したのです。

第4の発達障害？

そうです。ちなみに第1は古典的な発達障害である知的障害，第2は自閉スペクトラム症，第3はいわゆる軽度発達障害でADHDと学習障害です。この第4の発達障害という考え方は，とても多くの反発や反論があったようです。いくらか異論もあるのですが，S先生は愛着障害を発達障害のなかに入れています。

先代のS先生に対し，T先生は敵がいませんね。

あはは（笑），私は社会性が豊かだから。

③ 昔の発達障害とのずれ

ところで，知的障害だけ網掛けになっているのはなぜですか？

ゆみさん，よいところに気づかれました。逆に質問です。それ以外とはどこが違うのかわかりますか？

えーと，障害が重いということですか？

15

うーん，正解に近いけど，正解ではありません。2005年にわが国で発達障害者支援法という法律ができました。この網掛けのところは，この法律が施行される前の発達障害です。

え？　こんなに狭い領域しか発達障害と認められてこなかったのですか？

そうなのです。私たちの前の世代の児童精神科医たちは，発達障害がとても狭い部分にしか法律で認められていなくて，ハンディキャップがあっても特別支援教育や福祉の対象にならないということに疑問を感じ，S先生やS先生のお友達のT先生などが中心になって，政治家への働きかけなどを行い，発達障害者支援法が作られたと聞きました。

ヘー，そうなんだ。S先生って，私にはぶっきらぼうだし，いつも皮肉ばかり言うので，嫌みなお年寄りと思っていました。

ところでゆみ先生，この昔と今のずれこそ，先ほどから話題になっている発達障害の考え方が変わったという最大の部分です。新しく認められた発達障害というのは，大きな特徴がありますね。どこかわかりますか？

あ，右の欄の知的障害をみると，知的障害のないグループが多いですね。

そのとおりです。つまり，新しく付け加わった発達障害は，知的な遅れをもたないいわゆる軽度発達障害が中心なのです。

それがどうして問題になるのですか？

同じ，発達障害という名前で呼ばれているからです。ご家族も，教育関係者も，場合によっては医師も，昔の知的障害を伴った狭い発達障害の考え方しか知りません。すると，発達障害というと，すごく重くて，変化なく，ライフタイムにわたるハンディキャップというイメージでとらえがちなんです。ところが広がった発達障害の考え方でいえば，普通の子と比べてそれほど違いがわかりやすいわけではなく，また対応によってよくも悪くもなるなど揺れ動きますし，成人するまでにハンディキャップを克服してしまう子どもも多いのです。

あー，それで凸凹と呼ぼうなどというアイデアが出てくるのですね？

そのとおりです。でもデコボコという言い方には抵抗がある人も多く，もっとよい呼び名はないでしょうかね。

ほんとですね。

ゆみ先生，初回の講義はここまでにしましょうか。
先生はお子さんを保育園に迎えに行く時間ですね。

はい，ありがとうございます。

子どものこころを扱う講座なので，子育てをしているお母さんに優しくなくては。
それでは次回に続きをしましょう。

（ゆみは，"偶然ながら，よいところに入局した"とあらためて思ったのでした）

文献

1) Kessler RC, et al: The prevalence and correlates of adult ADHD in the United States: results from the National Comorbidity Survey Replication. Am J Psychiatry, 163(4): 716-723, 2006.
2) Simon V, et al: Prevalence and correlates of adult attention-deficit hyperactivity disorder: meta-analysis. Br J Psychiatry, 194(3): 204-211, 2009.
3) 中村和彦，他：おとなのADHDの疫学調査．精神科治療学，28(2): 155-162, 2013.
4) 文部科学省初等中等教育局特別支援教育課：通常の学級に在籍する発達障害の可能性のある特別な教育的支援を必要とする児童生徒に関する調査結果について．
   http://www.mext.go.jp/a_menu/shotou/tokubetu/material/__icsFiles/afieldfile/2012/12/10/1328729_01.pdf
5) Idring S, et al: Parental age and the risk of autism spectrum disorders: findings from a Swedish population-based cohort. Int J Epidemiol, 43(1): 107-115, 2014.
6) Hallmayer J, et al: Genetic heritability and shared environmental factors among twin pairs with autism. Arch Gen Psychiatry, 68(11): 1095-1102, 2011.

診断名を告げるタイミング

　精神疾患の診断名について，子どもと保護者にどのタイミングでどのように伝えたらよいのでしょうか。

　まず，先だって医師が正確な診断を行う必要があります。子どもが困っていることは何なのか，保護者が心配していることは何なのか，子どもが産まれてからこれまでの育ちの様子はどうであったか，丁寧に情報を聴き取ることが大切です。また，学校生活の様子を知ることは大変参考になります。時折，保護者の評価と学校の先生の評価に隔たりがある場合がありますが，これは治療の手がかりとなることがあります。そして，これらの情報を精神医学の標準的な診断基準であるDSM-5（米国精神医学会）やICD-10（WHO）に照らし合わせて診断を行います。

　子どものこころの状態はさまざまであり，一律ではありません。このため，時には診断名をすぐに決めかねることもあります。この場合は暫定的に，診断名の候補に加えて現在の状態像をなるべく平易なかたちで記載するようにしています。多面的な情報を診断基準に基づいて整理し正確な見立てをすることは，治療を適切に行うために必要です。医療資源の活用や教育環境の調整を行うための根拠にもなります。

　診断名は誰から伝えるとよいのでしょうか。まず保護者に診断名とその理由，今後の治療や支援の見通しを説明します。子どもや学校に診断名を伝えるにあたっては，保護者の診断への理解と同意が前提になります。小・中学生の場合は，支援クラスや通級指導などの配慮が必要となるため，子どもに説明する前に保護者の了解のもとに学校に診断名を伝えることがあります。

　では，子どもに診断名を説明するタイミングはいつごろがよいのでしょうか。私は基本的には，遅くとも義務教育が終了する中学卒業までには診断名を伝えるようにしています。

T教授の発達障害講座〈その2〉

知的障害とASD

　ゆみへの特別講義の2回目です。T教授はいつものようににこやかにゆみを迎えました。

① 発達障害のモデルとしての知的障害

T先生，前回たしか，「自閉スペクトラム症は重要だからあとで」と仰っていたのに，時間切れになってしまったと思うのですが。

そうでしたね。今日は，代表的な発達障害について，もう少し詳しくお話ししようと思うのですが，発達障害をどんな具合に考えたらよいのかということの例として，いくつか取り上げたいと思います。自閉スペクトラム症のお話しの前に，知的障害について取り上げておきたいのですが。

前回の表では，全体的な認知の遅れによって起きる，知的障害ですね（表1）。
知的障害も名前が変わりましたね。私が学生だったころは，たしか「精神遅滞」というのが正式な呼び方だったと思うのですが。

表1 発達障害の一覧

発達の領域	発達障害の医学的診断名	知的障害の有無
社会性の発達	自閉スペクトラム症 (これまで広汎性発達障害)	＋ －
注意力・行動コントロールの発達	注意欠如多動性障害	基本的には－
認知の発達	知的障害	＋
手先の細かな動きの発達	発達性協調運動症	－
学習能力の発達	学習障害	基本的には－
言語能力の発達	発達性言語障害	－
愛着形成と情動コントロールの発達	反応性愛着障害	±

そのとおりです。これまでも一般的には「知的障害」と呼ばれていましたが、例によって2013年のDSM-5において、「精神遅滞」から「知的障害」に正式に変わったのです。

なぜですか？

それは、「遅滞」という英語がいささか侮蔑的なニュアンスがあると批判されてきたからです。

へえ、ちょうど「ばーか」というような感じですか？

まさにぴったりなのですが、「馬鹿」という言葉自体が差別用語になってしまうでしょう。定義そのものは変わりません。

知的なハンディキャップと社会的な生活に問題が起きているということの2つです。しかし、もっと大きな変更があったのですが、わかりますか？ たしか「DSM-5の神経発達障害の項目にひととおり目を通しておいて」とお願いしておいたはずだけど。

えー、さっぱりわかりません。

あのね、これまで精神遅滞は独立したグループだったでしょう。

そういえば、人格障害などと一緒に並んでいましたね。なぜ知的なハンディキャップが人格障害と一緒におかれているのか、学生時代に不思議に思ったのですが。

精神遅滞はこれまで、精神疾患というよりも、人格の偏りの1つというとらえ方をされていたわけです。それが、知的障害としてこの発達障害のなかの1つにきちんと含められた。これはとても大事なことなのです。

すみません。それがなぜ重要なのか、さっぱりわからないのですが。

ほら、私たち精神科医は、福祉のための書類をたくさん書いているでしょう。どう区分されていますか？

あ，知的障害と精神障害ですね。

そうです。前回に取り上げた古い発達障害の考え方そのままなのです。ところが，知的障害が，大きな精神疾患のなかの1グループである神経発達障害の一部となると，知的障害という区分を独立させる必要がなくなってきて，全部一元化できる。

なるほど，これは大きいですね。

もっとも，こういう変化は日本ではとてもとても遅れてやっと改定されるので，きっと僕が定年を迎えたあとにやっとそうなるのだろうけれど。
もう1つあるのですが。ゆみさんは知的障害をどうやって診断していますか？

知能検査を用いて，知的な遅れがあった場合に知的障害と診断しています。

それでは，DSM-5では知能検査でいくつ以下という規定になっていますか？

あれ，そういえばきちんと書かれていませんでした。IQは明確に書かれていなくて，70±5といった書かれ方しかしていませんでした。

それだけでなくて、IQによる重度の判定が記載されなくなっているでしょう。

あー、本当だ。でも、これは困りませんか？なぜこんな規定になったのですか？

そこが重要なんです。前回の議論とも重なることですし、私が今回の講義で、真っ先に知的障害を取り上げた理由でもあるのです。ゆみ先生、前回スルーしてしまいましたが、知的障害の罹病率は前回の表でいくつになっていましたか？

「1％弱」と書かれています。あれ、もっと多かったのでは？

そうです。昔、「IQ70未満の児童は2％強といわれていました。ところが、最近では先進国において、ことごとく1％を切った報告が続いているのです。わが国でも0.8％といわれています。

え？　知的障害が減っているのですか？

先進国だけの現象なのです。いわゆる発展途上国では、このような変化は起きていません。ゆみ先生、先進国のみの現象というとどんな可能性がありますか？　ご自分のお子さんを考えてみてください。ゆみ先生は、お子さんを幼稚園が始まる前からいろいろなところに連れて行っていませんでしたっけ？

あ，早期教育ですか？

 はい。その影響なのではないかと考えられているのです。先進国において，IQの中央値が高いほうにずれることをフリン効果といいます。命名は，疫学の研究者の名前に由来しています。知能指数というのはそんなに固定的なものではありません。フリン効果で示されるように，教育のいかんですぐに上下するくらい流動的なものなのです。

あー，だから知能指数による規定がなくなった。

 そのとおりです。ゆみ先生，知的障害で最も多いのはどんな原因によるグループですか？

えーと，知的障害はさまざまな問題で起きますね。染色体の異常でも，頭部外傷でも，それから重症のてんかんでも。でも，それはそんなに多くない。

 そのとおりです。はっきりした原因があるものについて知的障害は重いことが多く，一方で知的障害の大多数は，原因がよくわからない。ちょうど，背が低い人と高い人がいるように，知的なハンディがある人たちです。

そうか，これは多因子モデルなのですね。

そのとおりです。さすが、ゆみ先生。すでに1980年ころまでには、このことはわかっていて、仮に5つの独立した遺伝子を想定し、それぞれがプラスマイナス15ずつの知的能力を担っていると考えて、計算式を立ててみると、知的ハンディのある家族の実測値に最も適合するということが知られていました。

へー、知りませんでした。

ほら、こうしてみると知的障害は、最も古くから知られている多因子モデルであること、大多数は軽症の者が多いこと、知能や社会的ハンディが対応いかんで揺れ動くことなど、発達障害を考えるうえで、とてもよいモデルであることがおわかりいただけたのではないかと思います。

あれ？ でも、先日の外来で受診したお子さんは、いろいろ問題行動があって普通クラスどころか支援クラスでも難しそうということだったのに、「知的に高いので特別支援学校は断られた」と言っていましたね。

そうなんです。学校教育、とくに特別支援教育を実施するにあたって、いまだにIQ神話が横行していて、必要があっても応じてくれないのです。文部科学省は「個々のニードに応じた教育を」と表向きはいっているのに、古い障害の考え方にしばられているんでしょうね。

② 自閉スペクトラム症をどう考えるか

さて，自閉スペクトラム症に入りましょう。前回もいったように，ASDはとても重要なグループです。ゆみ先生から質問はありませんか？

なぜこんな名前になったのか，これまでの「広汎性発達障害」のほうがまだしも，わかりやすいように思うのですが。

そこが大事な点なのです。これまでの広汎性発達障害という考え方においては，病気と病気でないものの境界がはっきりしていました。ところが，自閉スペクトラム症の考え方はこんな感じです（図1）。この図とは逆の三角になっている図を前回みせたでしょう。

図1　自閉スペクトラム症

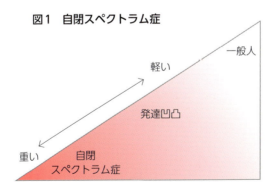

あ，多因子モデルの図ですね。

そうです。多因子モデルの図で，多くの因子が一緒に積み重なる場合と，少数の因子が積み重なる場合と，頻度はどうなると予想できますか？

そうか，因子の数が少なければ頻度は高く，多ければまれにしか起きないから，その逆の三角の形になるのですね。でもなぜ，アスペルガー障害をはじめ，広汎性発達障害のなかに入っていたさまざまなグループがなくなってしまったのですか？

それはね，子どもを追いかけていくと臨床像が変わって別のグループになってしまうので，独立したものと考えられないことがはっきりしたからです。関連するのですが，この図はもっと大事なことを示しています。スペクトラムとは何ですか？

「連続体」と訳されていますが……。
スペクトラムの代表は……，虹ですか？

そう，虹は光のスペクトラムですね。虹は赤から紫まで，切れ目なく色が変わっていくでしょう。

そうか，スペクトラムというのは，重たい子からそれほど重たくない子，軽い子まで連続しているという意味なのですね？

それだけではないのですよ。軽いほうは凸凹のある普通の人にも切れ目なくつながっていく。われわれの間にも軽い人たちはたくさんいるでしょう。

確かに。とても優秀だけど、凝り性で、人の顔色が読めない人はたくさんいますね

それからほら，S先生も……。数字で表すと，S先生のASD度は80％ぐらいになるでしょう。実はこれがスペクトラムという意味なのです。

T先生，すごくよくわかりました。でもそうするとうちの旦那も50％ぐらいはいきます。本当に細かくて，つまらないことも忘れないし。

でもね，このことって実はもう1つとても大切な意味があるのです。ゆみさんの旦那さんのお仕事を思い浮かべてみてください。

たしかに，薬理の研究をするうえでは，記憶力やそれから細かなところも役に立っているのでしょうね。子育てにはちっとも協力しないけど。

前回,「発達障害が増えているかもしれない」という話しをしたでしょう。もし発達障害がハンディキャップだけだったら,とくに社会的な苦手さを抱えるASDなど結婚ができず,そうするとその素因が再生産をされず,減っていくはずでしょう。プラスの面があるからこそ,ほら,ゆみさんのような方と結婚もできて子どももつくることができるわけです。

私のことは置いておいて。でも,なんでこんなに広がったのですか? 私の学生のころの授業では「自閉症は1万人に数人」と報告されていたけど,最近では「千人に数人」と10倍になったという話がありました。さらに掛け10倍になったということですか?

これはね,DSM-5で消えてしまったけれど,アスペルガー症候群の果たした役割が大きいのです。

え,どういうことですか?

ゆみさんはドナ・ウイリアムズの『自閉症だった私へ』はお読みになっていますか?

すみません,読んでいません。

必ず読んでくださいね。自閉症圏の方のぶっとんだ体験世界を知るには，当事者の手記や伝記を読むのがいちばん手っ取り早いのです。あのね，著者のドナは成人まで発達障害という診断を受けず，誤診ばかり受けてきました。で，普通の人のふりをしてひっそりと生活をしてきたわけです。ベストセラーになった彼女の手記は大きな働きをしました。それは同じように世界の中でひっそりと生活をしてきた知的な遅れのない自閉症の当事者に，自分の正しい診断を教えるきっかけになったのです。その後，世界中から当事者の手記がたくさん出てきた。

すみません，それがどんな関係があるのですか？

もともと精神医学は発達障害の診断にはとても慎重で，ほとんどの診断基準に，「この問題が社会的な生活を妨げている」という項目が入っているでしょう。だから，普通のふりをしてそれなりに生活をしている人をつかまえて，自閉症グループに入れるなどということはなかったんです。ところが，この自伝の登場で，普通の人のなかに自閉症圏の人が紛れ込んでいることを認めざるをえなくなった。発達障害の地平線がこうして広がってしまったのです。でもね，この手記はもっと大事な働きもしました。何かわかりますか，ゆみ先生？

えー，わかりません。

ほら，DSM-5でASDの新しい診断基準に付け加わったものは何ですか？

あ，感覚過敏性の問題ですね。

そうです。自閉症の最初の報告から知られていたのにもかかわらず，その重要性がはっきりしたのは，当事者の回想や手記が出そろったあとだった。それが感覚過敏性です。自閉症の子が人を避けてしまうのは，人が怖いからですね。こんな簡単なことが確認されるまでに，とても時間がかかったのです。

過敏性があったら，お母さんにきちんとくっつけないし，大変ですね。

そうそう。ASDのお子さんの大変さは，その体験世界を知っておかないと，相手に対して失礼です。だからこそドナ・ウィリアムズなど，当事者の本を読んでおいてほしいのです。ただし，彼女は別の要素が入っているので少し慎重に読まなくてはいけないという意見もあるのです。

え，何ですか？

彼女は,結構な子ども虐待を受けているのです。だからS先生など,「どこまでがASDからきていて,どこまでが虐待の影響なのか」としばしば口にしていました。ゆみさん,ちょうど時間なので,今回はこのくらいにしましょう。次回は,この発達障害と子ども虐待というややこしい問題を講義しなくてはいけないんだけど,S先生にお願いしようと思うのですが。

え,S先生は私,苦手なのですが……。

まあ,よい経験ということで。

S先生の発達障害講座

発達障害と子ども虐待

ゆみへの特別講義の3回目はS先生の登場です。

①発達障害とトラウマ

今日は,「発達障害とトラウマ」という大変に複雑な話しをすることになるのだけれど,単純な君にわかるかなあ……。ああ,ごめんごめん,どうも最近,思ったことをすぐ口に出してしまうようになって。でも,T先生は君を「センスがよい」と褒めていたぞ。

先生,トラウマとの複雑な話しではなかったのですか?

君は被虐待児を診療しているか?

いえ,まだあまり。でも,T先生の外来にはたくさんいらっしゃるのでそれをみています。

この数年間,頼まれてT先生と一緒に情短(情緒障害児短期治療施設)の子どもたちを僕が診察してきたのは知っているだろう?

はい,「今度一緒に行こう」とT先生に誘われています。

T先生は偉いなあ。彼は人を教えるのが好きなんだ。僕は教えるのは大っ嫌いで……。

えーと, その情短が。

そうそう, 結論だけ言おう。機械的に診断をすると, ASDが7割になる。ADHDは5割で, どちらか一方がプラスの子は8割を超えるんだ。

え, 大多数が発達障害ということなのですか？

そうとも言えるし, そうでないとも言える。ゆみ君, 今日, 情短に入所する子のほぼすべてが被虐待児だろう。

でも, 児童相談所の統計では確か6〜7割ぐらいではなかったかと。

ネグレクトを加えたらほぼ100%になるんだ。児童相談所の資料など, 忙しすぎて雑なんだ。ここからが大事で, ゆみ君, 被虐待児はどんな臨床像を示すようになる？

えーと, 先日, T先生には「被虐待児の愛着障害が発達障害の症状を示し, 脳に大きな変化が起きる」と教わったのですが。解離性障害や, 非行など, いろいろな後遺症があるのではなかったのでしたっけ？

そのとおりだ。すごく重たいグループはASD，もう少し軽いグループはADHDそっくりになる。だが，情短に来るぐらいのレベルの子はほぼすべて，多動で衝動的なだけではなく，人への共感とか，社会的な行動はとても苦手で，大多数の子がASDとADHDの両方の診断基準を満たしてしまう。

えーと，先生が提唱された「第4の発達障害」ですね？

これがそう簡単ではないのだ。一人ひとり検討をしてみると，子どもたちの親ももともと被虐待児で，多動だったり，社会的な苦手さを抱えていたりしているんだ。

じゃあ，診断されていないだけで上の代から
発達障害があったということなんですか？

そこだ。私にすら正直はっきりしない。ただ，いくつかはっきりしていることがある。発達の凸凹をもった子どもの親には，凸凹を抱えているのに，いままでそれに気づかれないできた親が少なくない。

はい，多因子モデルですね。

そうだ，しかし凸凹をもつ親が父親なのか，母親なのかでどうも違ってくる。私の経験では，母親が凸凹を抱えているとやはり問題が起きやすい。

え，なぜですか？　そんなの不公平ではないですか？

公平とか不公平とかという問題ではない。先ほど出てきた愛着形成のうえで，どうしても母親のほうが大事なのではないかと考えざるをえない。

つまり，母親が気づかれずに発達の凸凹を抱えていたときに，問題が起きやすいということなのですか？

② 子ども虐待が絡むと複雑になる

これを見てごらん（表1）。上はASD，下はADHD。それぞれ私が長年フォローアップしてきた子の青年期以後の資料だよ。どちらをとっても，非行を引き起こす要因として子ども虐待はどうやら大きな要因になっているだろう。

表1　発達障害と非行
●ASD非行群と対照群の比

	非行群（36）	対照群（139）	
診断年齢	10.3（4.7）	5.9（3.8）	$p<0.001$
子ども虐待の既往	56％	28％	$p<0.001$
いじめの既往	64％	73％	n.s.

ネグレクトオッズ比6.3
身体的虐待オッズ比3.7

● ADHD15歳以上の60名と非行（男性49名，女性11名）
　平均年齢18.3歳±3.9歳

虐待	ADHDのみ	＋反抗挑戦性障害	＋素行障害
なし	17	7	1
あり	1	13	21

$X_{2(f=2)} = 33.5$
$p < 0.01$

（Kawakami, et al: 2012. 他）

ほんとだ。

そもそも発達障害だけだったら，本人に合わせた教育さえしていれば，知的に高い子も低い子も，みなそれなりに伸びてゆく。

でも，小学校の上の学年で不調になる子がたくさん来ていますが……。

それはきちんと本人に合わせた教育をしていないからだ。2～3歳から成人まで子どもたちをみているのは児童精神科医だけだ。家族はいうに及ばず，学校の教師も小児科医も大人になるまで追いかけるということはしていない。僕たちが幼児期からきちんとみてきた子たちの大半はきちんと就労をしている。

でも，どうして皆，本人にあった教育ではなく普通教育を選ぶのでしょうか？

参加できない授業に無理に座らされている子どもの苦痛を想像できない大人ばかりだからだ。

あのー、いまでもすばらしい先生もたくさんいるように思うのですが……。すばらしい精神科医も。

もちろん少数の優れ者はどの時代にもいる。だが、そうでない者に当たっても、問題が起きないようにするのがシステムの役割なのだ。その意味で、わが国の発達凸凹へのシステムはまだだめだ。

えーと、表の説明からはずれてしまいましたが。

発達障害や発達凸凹は、それだけでは何も起きない。しかし、ここにいじめや虐待のような迫害が加わると、にわかにおかしくなってくる。

それも愛着形成がうまくいかないからですか？

ほお、愛着行動ってなんだ。

えーと、0歳後半から2歳ぐらいにかけて、子どもが不安にかられたときに養育者に駆け寄ったりしがみついたりする行動ですが。

英語ではなんという？

「アタッチメント」ですが。

アタッチメントというのはくっつくということだろう。愛着の愛なんてもともとの言葉には入っていない。愛着障害とは安心できない状態で育った子どものことだ。これが大きな問題を引き起こす。わかるか，ゆみ君。

えー，それでは落ち着かないというのはわかりますが……。

心理的な外傷体験，つまりPTSDで何が起きる。

えーっと，PTSDの3症状は，過覚醒と，解離と，侵入症状でしたね。

そうだ。どういうことなのかというと，緊張が続くということだ。それでフラッシュバックをはじめとするトラウマ反応が起きる。しかも交通事故のような1回だけのトラウマではない。慢性のトラウマだから，戦闘状態が起きっぱなしになる。

そりゃあ，あまりよい発達につながらなさそうですね。

最近になって,子ども虐待の後遺症で,脳にはっきりとした形や働きの変化が起きることがわかってきた。安心のない状態では,子どもの脳が変わってしまうのだ。

そこからS先生が「第4の発達障害」という命名をされたとT先生からうかがいました。でも批判もあるとか……。

「子ども治療の大家」と呼ばれている人たちだろう。

えーと,それで被虐待がある子にはどうすればよいのですか?

トラウマがあるときは,トラウマへの治療をしなくてはよくならないというのは知っているね。君はトラウマ処理は何かきちんとできるようになっているか?

えー,まだですが,T先生からは「お金は出すからちゃんと研修に行っておいで」と勧められています。

要するに,子ども虐待のある発達障害診断の子は,ASDとADHDとさらに愛着障害や慢性のトラウマによって起きてくるさまざまな複雑な症状を示すということだ。このグループが問題行動を頻発させるので,対応がいちばん難しい発達障害になる。発達障害か愛着障害か,ニワトリとタマゴのどちらが先かはわからないが……。

それを区別する方法はないのですか？

ゆみ君，これは実は本質的な問題なんだなあ。発達障害に限らず，いまの精神科疾患の診断方法は，「カテゴリー診断」と呼ばれているだろう。これはどういう意味かね？

代表的な現在の症状をあげ，統計学によってそのうちいくつあてはまればその病気という確率が最も高い数を出して診断するという方法ですが……。

ほら，そうすると，病因は問題にしていないだろう。だからニワトリであろうがタマゴであろうが，診断をしても問題はないわけだ。精神医学の診断というものは，それほどいい加減なものだということだ。

でも，「それではちっとも治療にならない」とS先生ご自身がおっしゃっているのでは？

そのとおりだ。カテゴリー診断のDSMだけで診断して，治療をする精神科医が大多数になってしまったので，このような複雑な問題には全く手がつけられていない。

でも，子ども虐待の子どもたちをたくさんみている児童相談所や，それこそ情短などではどうしているのですか？

忙しすぎて手がまわらず，何もできていないといってよい。何世代にもまたがる問題をきちんと治療するとなると，そう簡単にできるわけではない。

でも，発達障害も子ども虐待も子どもの貧困も大事な問題だと，政府も厚労省もいっていますが……。

ゆみ君。旧帝国陸軍の員数主義というのは知っているか？要するに形だけ整えるというあれだな。敵を科学的にきちんと分析して，それに戦えるように戦力を整えるのではなく，形だけやったことにして報告書だけは立派なものをつくるが，当然，実戦となると全く戦えない。

あの，員数主義と子ども虐待と何の関係が……？

日本は残念ながら，いまも昔も全く変わっていないということだ。科学的対応方法も，そのための戦力も十分に与えられず，形だけの対応ですませてしまう。子ども虐待への有効な対応ができていないから，次の世代に拡散型の拡大をする。こうして子ども虐待は，疫学の常識を破る増加を続け，次の世代の社会的予算を増やし続けている。君たちの世代に期待したいところだが，どうもね。どうだい，少し整理がついたかい？

どうも，余計に混乱したかもしれませんが……。

 わからないということは，理解の第一歩だ。T先生から時間厳守を告げられているので，これで終わりにしよう。がんばって研修してくれたまえ。

事例でみる

小児発達障害の
診断・治療

case 1	自閉スペクトラム症（ASD）
case 2	注意欠如多動性障害（ADHD）
case 3	不登校
case 4	選択性緘黙
case 5	限局性学習症
case 6	発達性協調運動症
case 7	チック
case 8	子ども虐待

case 1 自閉スペクトラム症（ASD）

このまま様子をみていいのかな？

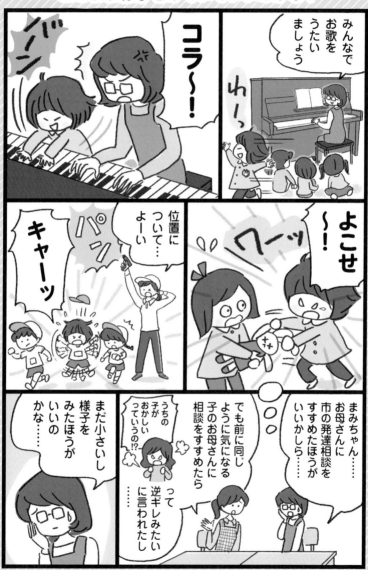

まみちゃんは幼稚園で集団の活動が苦手なようです。他の子とおもちゃをシェアして遊ぶことができず，自分の思いどおりにならないと激しく興奮してしまいます。また，音にデリケートなところがあり，たとえば運動会の徒競走で使うスターターの「パン」という破裂音をとても怖がってパニックになるため競技に参加ができません。

　このように，同じ年代の園児たちと比べて気になるところがあるので，担任の先生は心配で他の先生たちとも相談しています。先輩の先生からは，「母親に，地域の自治体で行っている発達相談を受けることを勧めてみては」というアドバイスをもらいました。しかし，母親がこちらのアドバイスをどのように受け取るのか心配でもあります。

解　説

　自閉スペクトラム症（ASD：Autism Spectrum Disorder）は，DSM-Ⅳでは広汎性発達障害（PDD：Pervasive Developmental Disorders）と呼ばれていたものに相当します。PDDには高機能自閉症（→p.54），アスペルガー症候群（→p.54）といった診断名が含まれていました。一方ASDは，自閉症・高機能自閉症・アスペルガー症候群がそれぞれ別個の疾患ではなく，自閉症の特性の重症度や知的障害の程度によって様相が異なってみえるだけであり，これら障害の本質にはスペクトラム，つまり連続性があるという考えに基づく疾患概念です。

　DSM-5によるASDの診断基準では，①「社会的コミュニケー

ションおよび相互関係における持続的障害」，および②「限定された反復する様式の行動，興味，活動」となっており，いわゆるWingの三徴候 ✐（→p.54）が2つにまとめられています。また②について，選択項目に「感覚入力に対する敏感性あるいは鈍感性，あるいは感覚に関する環境に対する普通以上の関心」が加えられました。このことは，ASDの子どもたちがしばしば感覚過敏性のエピソードを示し，それが社会性の障害の一因となっていることを反映するものです。

診断のポイント

　子どもや保護者に対する面接で，解説の項目で示したDSM-5の診断基準を確認します。自閉症スペクトラム指数 ✐（AQ：Autism-Spectrum Quotient→p.54），自閉症スクリーニング質問紙 ✐（SCQ：Social Communication Questionnaire→p.54）などの質問紙検査は簡便であり，かかりつけ医の段階でのスクリーニングに有用です。確定診断は生育歴の詳細な聴取と幼児期および現在の発達の様子を参考に児童精神科医が行います。WISC-Ⅳなどの知能検査による知的障害の評価や下位項目のバラつきの評価も行います。

　PARS（日本自閉症協会版広汎性発達障害評定尺度）はわが国で開発された平易に施行可能な評定尺度であり，児童精神科の臨床現場で汎用されています。

　また保険診療の適用外ですが，小児自閉症評価尺度（CARS2），自閉症スペクトラム観察検査（ADOS2），自閉症診断面接改訂版

（ADI-R）などの半構造化面接（→p.54）でより詳細なアセスメントを行う場合もあります。前者2つは子どもを対象に行う検査ですが，ADI-Rは保護者を対象に生育歴を聴き取る検査です。

専門医に紹介するときのポイント

早期に正確なアセスメントを行うことで，早期に子どもや保護者への支援を開始することができます。発達で気になる子どもについては，就学前に専門医へご紹介いただくことをお勧めします。前項で紹介したスクリーニングは紹介前の予備検査として必須ではありませんが，なるべく生育歴や家庭の様子についての情報をお知らせいただけると助かります。

保護者には「発達障害かもしれないので専門医を受診してください」とストレートに告げるのではなく，「お子さんの今後の成長をどのように応援したらいいか専門家の意見も聞いてみましょう」というすすめ方が受け入れられやすいようです。

専門医の治療は？

正しい診断が治療の始まりになります。

行動上の問題は，周囲の大人によるASDの特性への十分な理解や生活環境の構造化をはかることで改善が期待できます。支援の方向性について保護者や学校・園の先生に助言を行います。

行動障害が顕著な場合や精神症状が併存している場合は薬物療法を用います。児童発達支援や放課後等デイサービス（→p.54）の利用，療育手帳，特別児童福祉手当などの社会資

源の給付を受けるために必要な診断書の作成も行います。

症例に学ぶ

☑患児：Ａ君，3歳，男児

　言葉が全く出てこず，偏食がひどく，米飯や味噌汁のほかはポテトとリンゴジュースしか受け付けません。スプーンが使えず，手づかみで食べます。睡眠のリズムもついておらず，夜泣きがしばしばあります。1歳半のころに祖母から，「目を合わせないし，笑わなくなった」と言われたことがあります。その時期からバイバイもしなくなってきたとのことでした。同じ年代の子どもとのかかわりも難しく，保健師からのすすめで児童精神科に受診となりました。

　初診のときは診察室になかなか入りたがりませんでした。診察室では恐竜のフィギュアを並列にならべることを楽しんでいました。母親の抱っこを嫌がることはなくじっとしています。声をかけると目が合うも持続しません。声かけに対する返事や発語はありません。

　ASDと診断し両親に説明しました。そのうえで言葉の表出の遅れや対人交流について療育の適応があると考え，児童発達支援の利用をすすめました。また，睡眠の不安定さと夜泣きに対しては抑肝散（→p.54）2.5gの処方を開始しました。しかし効果がなかったため，保険適用外の使用となることを両親に説明し同意を得たうえで，クロルプロマジン3mgに切り替えたところ安定した睡眠が確保でき，夜泣きも治まりました。

安定した睡眠が3カ月にわたり続いたため薬を中止しましたが，問題なく経過しています。児童発達支援の利用を開始後，少しずつ発語が増えてきています。

☑患児：Bちゃん，3歳，女児

　2歳のときに保育園に入園しましたがお友達とのけんかが多く，先生の注意も聞きません。絵本の読み聞かせ中に席を立ってうろうろしたり，ほかのことをしてしまいます。保育園のお友達とのやりとりが苦手で，髪を引っ張ったり，顔を引っ掻いてしまうことが続いています。乳幼児期にはとくに目立った発達の遅れはありませんでしたが，掃除機の音を嫌がるため家では使えませんでした。

　視線は合いますが，ときどきずれることがあります。あいさつができ，お友達の名前を尋ねると6名ほどスラスラあげることができます。ブロックを組み立てて通路や溝を作ることができます。かかりつけの小児科で相談したところ，児童精神科での診察をすすめられ紹介受診となりました。

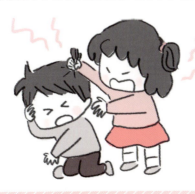

いわゆるグレーゾーンであり，すぐにASDやその他の発達障害の確定診断をすることが難しいと考えられました。しかし，発達支援を受けることが大切であると思われたため，保育園と並行して児童発達支援施設への通所で療育を受けることを提案しました。両親からの同意が得られたため，意見書を作成しました。

　児童発達支援施設 （→p.55）では個別支援計画が作成され，週2回のペースで社会生活技能訓練 （→p.55）（SST：Social Skills Training）を通じて友達や周りの人と上手にコミュニケーションをとる練習を始めています。

☑患児：C君，10歳，男児

　1歳半健診で言葉の遅れやこだわり（緑色，手にスプーンまたは棒）を指摘されました。2歳3カ月のときから市内の小児科に通院を始め，母親が日常生活での困り事についての相談をするようになりました。小学校では普通級に適応できず，2年生から情緒級 （→p.55）に移っています。そのころより自傷や同級生をたたく行為が目立つようになりました。担任の先生への暴言や物を投げる行為も出現しました。小児科では隔週で心理士による遊戯療法 （→p.55）が行われていました。

　4年生になったとき，このままの状態でいいのかと母親が不安になり，小児科の医師に入院治療ができる児童精神科に紹介を希望し，入院となり，それと同時に隣接する特別支援学校に転籍となりました。入院時は，あいさつを返すことも

なく漫画本に没頭しているような様子でした。

入院目標は，①学校に落ち着いて通えること，②イライラしたときに気持ちのコントロールができることとし，トークン・エコノミー法（→p.55）による行動療法を開始しました。

しばらくして入院環境に慣れてくると，ふざけ合いがエスカレートして他の入院児とけんかとなり暴力をふるうようになったため，自室でのクールダウンや頓服薬の使用の練習を始めました。また，看護師や他の子の容姿に関する暴言が頻回となったため「かっこいい小学生になるためのマナーレッスン」と銘打ったSSTを開始しました。

SSTが軌道にのった時点で特別支援学校の先生と相談し，1日数時間の登校を開始しました。入院2カ月後，特別支援学校および以前通っていた小学校の先生を交えたケース会議を開催し，1日1〜3時間くらいを手始めにテスト通学を行うことを本人と両親に提案しました。

外泊でテスト通学を繰り返した後に退院となりました。

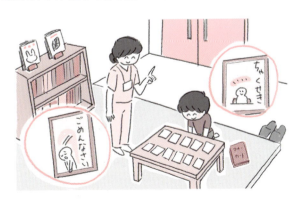

用語解説

高機能自閉症

明らかな知的な遅れがみられない自閉症。

アスペルガー症候群

オーストリアの医師，ハンス・アスペルガーが1944年に発表。知的な遅れがない自閉症の中でも，比較的知能が高い症例を指すことが多い。

Wingの三徴候

自閉症スペクトラムの特徴として，イギリスの精神科医ローナ・ウイングが提唱した。「Wingの3つ組」とも呼ぶ。
①社会性の障害（対人関係の適応の障害）
②コミュニケーションの障害（言語機能・語用論の障害）
③想像力の障害とこだわり行動・常同行動（興味関心が著しく限定されて同じような無意味な動作を反復する）

自閉症スペクトラム指数（AQ）

若林明雄教授（千葉大学）が考案したもので，自閉性障害に特有な症状の程度について連続性（スペクトラム）を想定し，自閉症の程度がどの程度かを探る。AQが高ければ何かしらの障害を抱えている可能性が高いことを意味している[3]。

自閉症スクリーニング質問紙（SCQ）

親への問診形式による自閉症スペクトラム関連症状のチェックリスト[4]。

半構造化面接

面接法の1つ。あらかじめ仮説を設定し，それに沿って事前に質問項目を決めておき，会話の流れに応じて質問の変更や追加をおこない，自由な反応を引き出すもの。このほかに「構造化面接法」と「非構造化面接法」などがある。

放課後等デイサービス

主に6～18歳の障害のある児童が学校の授業終了後や学校休業日に通う，療育機能・居場所機能を備えた福祉サービスで，児童福祉法に定められている。利用に際しては利用者が市町村に申し込む必要があるが，療育手帳や身体障害者手帳は必須ではないので学習障害などをもつ子どもも利用できる。

抑肝散

漢方薬の1つ。神経のたかぶりや感情をコントロールする効果があると考えられている。イライラや興奮を抑え気持ちを落ち着かせる際に用いられる。

児童発達支援施設

　心身に障害のある児童を対象に日常生活に役立つ基本的な動作，自活に必要な知識・技能を教え，集団生活になじめるような訓練を行う施設。児童相談所や市町村保健センター，医師などから療育の必要があると認められた場合に通所することができるが，その際に手帳がなくてもよい。

社会生活技能訓練（SST）

　精神に障害をもった人が社会生活を営めるよう，対人コミュニケーション能力をつけるための訓練，支援。

情緒級

　特別支援学級の1つ。特別支援学級には障害種別ごとに，知的障害，肢体不自由，病弱・身体虚弱，弱視，難聴，言語障害，自閉症・情緒障害の7種類の学級があり，障害のある子ども一人ひとりに応じた教育を行う。情緒級は自閉症や選択性緘黙などの情緒障害があり，自分の意思で情緒をコントロールすることが難しい児童対象としている。

遊戯療法

　プレイセラピーとも呼ばれる，遊びを通して子どものこころの病気を治療する精神療法。

トークン・エコノミー法

　正しいことをしたら，ご褒美（トークン：代理貨幣）がもらえるという動機づけをして適応行動に導く行動療法。ご褒美はポイントやシール，おやつなど本人が頑張りを認められたことを喜び，やる気を感じるものを選ぶ。

文献

1）高橋三郎，他 監訳：DSM-5 精神疾患の診断・統計マニュアル．医学書院，2014.
2）髙貝就：子どもの発達障害家族応援ブック．法研，2013.
3）若林明雄，他：自閉症スペクトラム指数（AQ）日本語版の標準化 高機能臨床群と健常成人による検討．心理学研究，75(1): 78-84, 2004.
4）大六一志，他：自閉症スクリーニング質問紙（ASQ）日本語版の開発．国立特殊教育総合研究所分室一般研究報告書，p.19-34, 2004.

case 2 注意欠如多動性障害（ADHD）

いてもたってもいられない

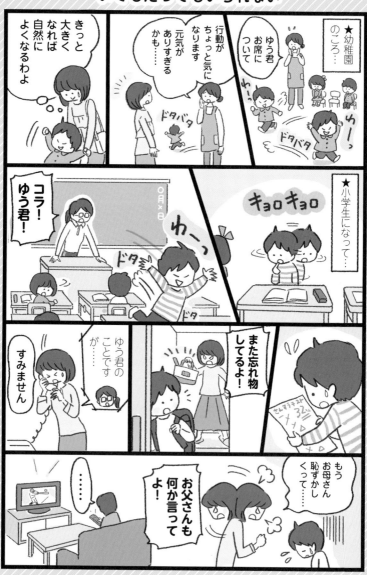

ゆう君は小さいころから多動傾向があったのですが，ご両親は"成長に従いしだいに落ち着いていくレベルのものだろう"と考えていました。幼稚園の先生からの指摘はあったもののそのまま様子をみてきたケースです。小学校に入り，授業中静かに座って過ごすことを求められたり，私物の整頓や宿題，提出物などの課題が増えたことで，ゆう君の大変さがクローズアップされるようになりました。学校からの連絡と注意があり，母親は何度もゆう君を叱ってしまいますが，状況は変わりません。

解説

　注意欠如多動性障害（ADHD：Attention-Deficit/Hyper activity Disorder）は当初，幼児期早期に発生した軽度な脳損傷によるものと考えられていました。しかし，多動児の脳の損傷を示す所見がなく，脳損傷児の多数に多動性の行動障害がなかったことから[1]，その仮説は否定されました。成因は明らかではなく，行動障害の所見が診断基準となります。

　また，ASDとの合併が多いことも特徴です。小学校に入学後，教室での落ち着きのなさやふざけ，他の児童へのちょっかい，忘れ物の多さ，宿題への取り組みがうまくできないといった行動上の問題がADHDを疑うきっかけになります。

　文部科学省による全国実態調査では，ADHDが疑われる子どもの割合は約2.5％となっています[2]。女児よりも男児のほうが多くなっています。多動症状は大きくなるにつれてしだ

いに目立たなくなりますが，不注意症状は成人期になっても持ち越されることがあります。また，衝動性のコントロールがうまくいかない場合は，自己肯定感（→p.61）の低下との悪循環により児童期後期から青年期にかけて反社会性傾向が強まるパターンを示すことがあります[3]。

診断のポイント

DSM-5の診断基準の項目を満たしているかを，きちんとチェックすることが必要です。そのためには，親と教師からの情報，そして子ども自身の困り感をていねいに評価することが必要です。専門医ではADHD-RS（→p.61）やConners3（→p.62）といった評価尺度を施行することも診断の参考としています。これらの評価尺度は日本語版も出版されています。

また，反応性愛着障害（→p.62）の子どもはADHDとよく似た症状を示すことがありますが，鑑別のために生育歴や家族関係の状況をていねいに聴取することが不可欠です。

専門医に紹介するときのポイント

ADHDの可能性が明らかになる前の段階では，問題行動に教師は手を焼き，保護者は「育て方が悪かった」と自責的になり，子どもは保護者や教師に叱責され自己肯定感が低くなるばかり，といった悪循環ができあがっていることが少なくありません。

また，医療の必要性について，父親と母親の間で温度差が大きいこともしばしばみられます。どちらかというと父親が「俺も小さいころはやんちゃだった，何でも病気扱いせずに放っておいてよいのではないか」という考えで受診に消極的なことが多いものです。母親は板挟みでつらい立場に立たされることになります。専門医に紹介するときには，両親それぞれの受診に対する受け止め方についてもお知らせいただけるとありがたいです。

専門医の治療は？

　薬物療法が有効です。6歳以上の子どもに適応があります。

　現在のところ，わが国ではメチルフェニデート塩酸塩とアトモキセチンの2種類が治療薬として認可されています。前者は即効性がありますが，効果の持続時間が7〜8時間程度であり，朝1回の服用で夕方くらいまで効果が持続します。「食欲低下やけいれん閾値を下げ発作を誘発する」といった副作用に注意が必要です。後者は，体重に応じて投与量を漸増します。効果の発現がみられるまで3〜4週間を要する場合があります。1日2回の服用が基本で，薬効は終日持続します。どちらの薬を選択するかは子どもの課題や生活習慣などを加味して検討します。

　学校や家庭での行動上の問題については，保護者や教師と相談しながら環境調整を行います。具体的には，集中力の持続が苦手なことに配慮して課題の量を減らしたり，ToDoリストの作成を一緒に行い忘れ物を減らす工夫をします。また，

医療にたどりつくまでに自信をなくしている親子に対して，診察の場面で少しでもほめることをみつける，達成できそうな小さな課題の提示を積み重ねる，といった働きかけが治療関係の構築に大切だと考えています。

症例に学ぶ

☑患児：Eちゃん，7歳(小学1年生)，女児

　小学校に入学後，学校でもらったプリントを母親に渡すことや授業に必要なものを忘れることが多く，そのため，担任の先生からたびたび連絡がくるようになりました。母親はそのたびに注意しますが，なかなか直らないため友人のすすめで児童精神科を受診しました。

　知能検査ではIQ＝105と平均的な値でした。母親と相談し，1日の生活予定表をつくり，寝る前に時間割や学校の支度を確認する時間をつくるようにしました。また，担任の先生と相談して学校からもらうプリントを入れる専用のクリアファイルを準備しました。母親には，「忘れ物が減ったら必ずほめてあげてください」とお願いしました。

　これらの工夫の結果，忘れ物なしで登校できる日がだんだん増えてきています。

☑患児：F君，7歳(小学1年生)，男児

　幼稚園のころから活発で，じっとしていることが苦手で外出のときは目が離せませんでした。小学校に入学後，椅子に

5分と座り続けることができず、教室を歩きまわったり室外に出ていこうとしてしまいます。学校の教頭先生のすすめで児童精神科を受診しました。

　診察室の丸椅子の上に腹ばいになり壁を足で蹴って動きまわったり、電子カルテのキーボードをバンバン押したりと問診がままならない状態でした。多動に対して薬の治療が必要と考え、メチルフェニデート18mgを開始しました。

　服用当日から、学校で着席して過ごすことができるようになり、診察のときも椅子に座って受け応えができるようになりました。

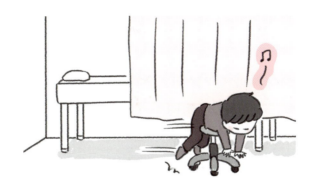

用語解説

自己肯定感
　「自分は大切な存在である」「自分には価値がある」という意識。慢心や過信とは違い、「いろいろなことが未熟だけれど、それも自分だ」と考えられること。自己肯定感が高い人は物事に取り組む意欲や幸福度も高く、逆に低い人は自分や他人を批判して落ち込み、すぐにあきらめてしまう。幼児期に「愛されている」「認められている」という実感をもてると、自己肯定感の高い子に育つ。

ADHD-RS

DSMに準拠したADHDの重症度評価スケール。設定された質問にチェックを入れながら点数を加算していく[4]。

Conners3

子どものADHDとその関連症状を評価する質問紙。保護者用110問，教師用115問，本人用99問からなる[5]。

反応性愛着障害

愛着障害の1つで，虐待を受け続けた子どもにあらわれる。人とコミュニケーションがとれず，目を合わせたり抱っこを拒んだり，近づいて触られたりすることを極端に避ける。安定した環境で生活すると改善する。

文献

1）Clements SD, et al: Minimal brain dysfunctions in the school-age child. Diagnosis and treatment. Arch Gen Psychiatry, 6: 185-197, 1962.

2）文部科学省初等中等教育局特別支援教育課：通常の学級に在籍する発達障害の可能性のある特別な教育的支援を必要とする児童生徒に関する調査結果について.
http://www.mext.go.jp/a_menu/shotou/tokubetu/material/__icsFiles/afieldfile/2012/12/10/1328729_01.pdf

3）齊藤万比古，他：反抗挑戦性障害. 精神科治療学，14：153-159，1999.

4）J. J. デュポール，他（市川宏伸，他監；坂本律訳）：診断・対応のためのADHD評価スケール ADHD-RS【DSM準拠】. 明石書店，2008.

5）Conners CK（田中康雄訳）：Conners 3® 日本語版. 金子書房，2017.

6）キャスリーン・ナドー，他（水野薫 監訳）：きみもきっとうまくいく——子どものためのADHDワークブック. 東京書籍，2007.

COLUMN

児童精神科に紹介をする際のポイント

　小児科や他科の先生から児童精神科に患者を紹介する際には，とくに以下の点に配意すると，その後の診療をスムーズに行うことができると思います。

①紹介状を作成する

　当たり前のように感じますが，治療経過や前医からみた今後の課題，薬物療法や心理療法の内容について簡潔に書いてもらうと助かります。また，心理などの検査を施行していれば，その結果のデータも添付するとさらにスムーズです。

②とくに配慮が必要なケースについては電話で連絡をする

　受診に至った経過や家族関係，学校や行政とのかかわりで配慮が必要であった子，入院目的での依頼といった場合は，なるべくあらかじめ連絡をしておくと円滑なバトンタッチができると思います。

③診断をされている場合，子どもと保護者にそれぞれどのように伝えているかを知らせる

　よく保護者に，「先生，この子の診断名は何ですか？」と尋ねられることがあります。ケースによっては暫定的な見立てのみを説明している場合もあると思いますが，その状況もあらかじめ知らせてもらうと対応にズレがありません。

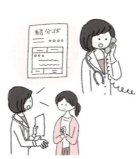

case 3 不登校

学校に行かないことが病気なの？

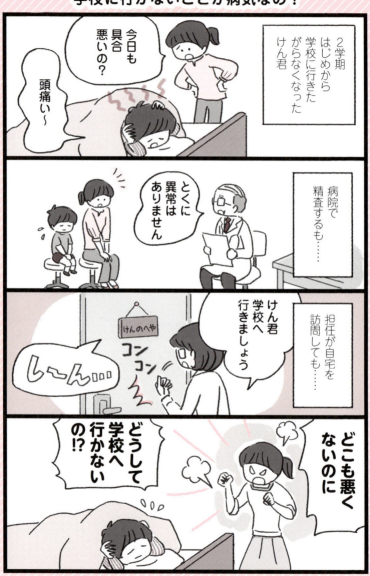

けん君は体の不調を訴えていますが，身体科では明らかな異常は認められませんでした。

学校の先生が心配して訪ねてきても拒絶しています。母親の「学校は休まず通うべきところ。ちゃんとした理由がなければ休んではいけない」という考えは当然です。医師は心因性の不登校が存在することを知っていますが，一般の人たちは思いもよらないことが案外と多いものです。

親の子どもを心配する気持ちは誰よりも強いはずですが，子どもの苦しさを和らげるのではなく，学校にいけないことをつい責めてしまうことがあります。

解説

不登校は状態像を示すものです。文部科学省は不登校を，「何らかの心理的，情緒的，身体的，あるいは社会的要因・背景により，児童生徒が登校しないあるいはしたくともできない状況にある者（ただし，「病気」や「経済的理由」による者を除く）」と定義しています。

不登校の児童生徒の割合は，2016（平成28）年度の文部科学省統計によれば全国の小学生の約0.5％，中学生の約3.0％となっており，この10年間はほぼ横ばいとなっています。

不登校の要因はさまざまであり，保護者との分離不安や場面恐怖といった不安症の圏内にあるもの，いじめや友人・対教師といった対人関係の困難といった心因性のもの，知的な遅れによる学習困難によるもの，これらの複合によるものなど

があげられます。とくに，自閉スペクトラム症（ASD：Autism Spectrum Disorder）の特性が対人関係の苦手さの背景にあり，学年が上がるにつれ登校困難のかたちで不適応が顕在化するケースも珍しくありません。つまり，不登校を呈する子どものもつ背景はさまざまであり，治療的なかかわりの過程で背景にあるこころの問題が明らかになることが多いのです。また，「不登校という状態について，子ども自身がどのようにとらえているか」をていねいに探っていく作業が臨床現場では大切です。

診断のポイント

前項の文部科学省の定義を参考に，登校できない状態が1カ月以上続いていたら不登校としてよいと思います。繰り返しになりますが不登校は状態像であり，その背景となる疾患の検索が重要です。

専門医に紹介するときのポイント

不登校で困っているのは，保護者や教師だけではなく当の子どもです。いたずらに保護者や教師の意見に同調して登校しないことを責めたり発破をかけるような対応は，子どもの医療者への信頼関係の構築にとって望ましくありません。専門医受診を親子にすすめる際には，「君もつらいんだろうね」という言葉をかけてあげてください。

専門医の治療は？

不登校の背景にはASDなどの発達障害が隠れていることがあります。また，学習についていけないことが原因となっている場合もあります。子ども自身や保護者からじっくり話を聞くことが大切です。

また，不登校の要因となっている精神医学的な問題を明らかにするため，学校から知能検査をはじめとした心理検査や，発達障害の評価スケールを施行します。不登校の要因が家庭や学習環境にある場合には環境調整をすすめます。適切な登校刺激（→p.70）を考え，子ども・保護者・学校と歩調を合わせて支援します。支援級や適応指導教室（→p.70），フリースクール（→p.70）の活用について学校に助言する場合もあります。

うつ病や不安症の場合は認知行動療法などの心理療法が有効です。少量の抗うつ薬や抗不安薬を用いる場合もありますが，十分に注意し説明を徹底して保護者の同意を得ることが前提になります。

症例に学ぶ

☑患児：Gちゃん，9歳（小学3年生），女児

Gちゃんの母親はいわゆるシングルマザーでした。発育発達に特記すべき遅れはなかったそうです。母親はGちゃんが生まれて間もなく再婚し，その後，再婚相手との間にGちゃんの弟ができました。

Gちゃんは幼稚園に通うのを渋り，ほとんど登園できませんでした。小学校に入学してからも，母子分離はうまくいきませんでした。夜尿も続いていましたので，近所の小児科から紹介され小学1年生の秋に児童精神科を訪れました。

初診時は，母親の陰に隠れモジモジして発語はありませんでした。母親と学校の先生と相談のうえ，小刻みに登校刺激を行うことにしました。まずは放課後10分間担任の先生と話をすることから始めました。家庭では弟を母方の祖父母に預け，母親がGちゃんとかかわる時間をつくるように工夫してもらったところ，しばらくして夜尿が改善しました。

また，心理士との面接では短い文章の日記を書いてもらい，自らの感情の言語化をはかるようにしました。1カ月後には週3日程度なら半日登校ができるようになってきています。

☑患児：H君，11歳(小学5年生)，男児

小学3年生ころより夜更かしをして動画サイトに没頭するようになり，母親がたしなめると，「俺に逆らうとはいい度胸だな！」と反抗的な口調で言い返し，なかなかいうことを聞きません。そのため朝に起きられなくなり，授業にも集中できず落ち着かなくなりました。担任の先生が注意すると，「やかましい！　俺に指図をするとは何様のつもりだ！」と反抗します。やがて授業中の居眠りも増え，欠席が続くようになりました。

母親は勉強の遅れを心配し，もっぱら市販の教材や家庭教師を雇うことでの対応を希望していました。しかし，担任の

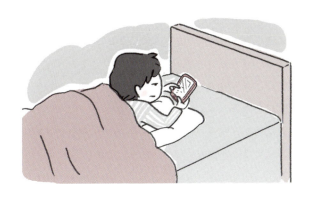

先生はこのまま自宅に引きこもる生活が続いてしまうことを憂慮し，児童精神科への受診をすすめました。

　診察の結果，ASDによるこだわりの強さやコミュニケーションの苦手さが昼夜逆転や不登校の背景にあると考えられました。そこで生活リズムを整え，安定した登校に戻ることを目標にすることを提案しました。ただし，家庭で生活リズムを立て直すことが難しいと思われたため，児童精神科病棟に入院となりました。

　入院当初は病棟で動画をみることができない点に強い不満を訴えていましたが，担当医や看護師から早寝早起きの習慣の重要性を繰り返し説明したところ，「僕も自分で動画を止められないのが苦しいときがある」と告白するようになりました。

　まずは病棟スケジュールに参加することを目標とし，薬物療法（睡眠調整のためラメルテオン4mg）を開始しました。その後，病棟スケジュールに参加できるようになったため，病

院に隣接する特別支援学校に試験登校を開始しました。また，自宅外泊の前に受け持ち看護師と計画表をつくり，トークンエコノミー法（→p.55）を導入しました。しだいに外泊日数を延ばし，長期外泊の間に原籍校へ試験登校を開始し，担任の先生とも相談のうえで退院となりました。

　現在は休まず登校しています。授業中の暴言はまだときどきありますが，離席や居眠りはなくなりました。

用語解説

登校刺激
　不登校のサポートの1つで，登校を促すような刺激を指す。学校の教師やカウンセラー，保護者，医師などが登校のきっかけになるように働きかける。

適応指導教室
　教育支援センターともいう。小・中学校における不登校児童・生徒の学校復帰等を支援するための学校外の施設で，区市町村教育委員会が設置し，長期欠席している不登校の小中学生を対象に学習の支援や心理的なカウンセリングなども行う。

フリースクール
　学校教育法上の学校とは認められていないが，不登校の子どもを受け入れる施設や団体を指す。学校の教科学習だけでなく，さまざまな催しや交流を通し，学校に復帰できることを目標とする。

文献

1）文部科学省：不登校の現状に関する認識.
　http://www.mext.go.jp/a_menu/shotou/futoukou/03070701/002.pdf
2）e-Stat「政府統計の総合窓口」：児童生徒の問題行動等生徒指導上の諸問題に関する調査.
　http://www.e-stat.go.jp/SG1/estat/List.do?bid=000001069142&cycode=0

COLUMN

学校との連携

　学校からのすすめをきっかけに、児童精神科を受診するケースは珍しくありません。

　担任や養護教諭、スクールカウンセラーなどから、受診をすすめた理由や学校現場から見たその子の心配なところを書いた手紙を初診時に保護者に託してくださったり、事前に病院に郵送してくれたりするのは、その後の治療を進めるにあたり大変ありがたいことです。ただ、学校と病院との間での情報共有は虐待ケースを例外として、保護者の同意が前提になります。そのため、初診の際に保護者に学校との連携や診療情報の共有について、その範囲も含めて同意を確認しています。この点については、とくに若手医師の指導の際に強調しています。

　学校の先生から、「保護者が難しい方なので、内緒でお願いしたいのですが、この子のことでとても困っているんです」といった電話を実際にいただいたことがあります。先生の困っている様子は伝わってきたのですが、はたして先生が一番心配なのはその子自身のことなのだろうか、としっくりとこない気持ちも湧いてきました。このようなケースの場合、子ども・保護者と学校との間で信頼関係が不確実なことが多いものです。

　保護者の頭越しに治療契約を結んだり、情報共有をはかったことが後に明らかになった場合、保護者との治療同盟を築くことが大変難しくなります。逆に、保護者に開示されることを承知のうえでの情報を提供していただけるのであれば、子どもの問題行動を外在化していくためにも有益です。

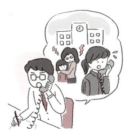

case 4 選択性緘黙

内弁慶のさらちゃん

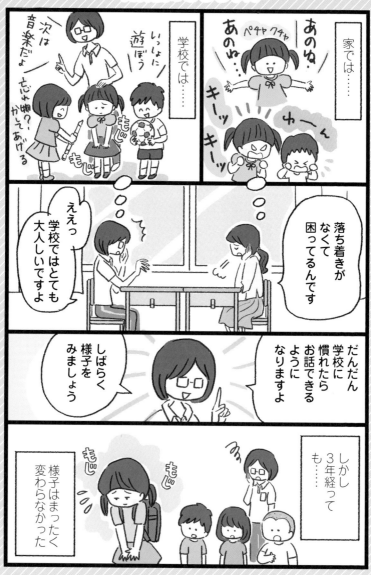

さらちゃんは小学校に入学後，学校では物静かで，先生や
お友達に話しかけられても声を出してお話することができま
せん。周りからは控えめな感じが気に入られて何かと手助け
してもらえます。でも，家ではうってかわっておしゃべりさ
んで，両親や兄弟に命令口調，母親曰く「お姫様状態」です。
先生やお友達から聞く学校での様子と家での様子があまりに
も違うため，母親は驚いています。心配になり先生に相談し
てみましたが，「みんなと仲良くできとくに困ることはないの
で様子をみましょう」と言われました。

　現在4年生になりましたが，様子はまったく変わりません。
このまま様子を見続けても大丈夫なのでしょうか？

解説

　このマンガに出てくるような，家では多弁だが学校ではまっ
たくお話しができない子どもについては，選択性緘黙の診断
の可能性を念頭におく必要があります。

　米国精神医学会によるDSM-5によれば，「選択性緘黙は，
その人は他の状況では話すにもかかわらず，話すことを期待
される社会的な状況（例：学校）で，一貫して話せないことで
特徴づけられる。さらに，話せないことが学業的または職業
的状況における成績に意味のある結果をもたらし，さもなけ
れば通常の社会的コミュニケーションを妨げる」と定義されて
います[1]。

　選択性緘黙の出現率は国内外ともにおよそ0.2％で，女児に

やや多いという報告がほとんどです。発症年齢は3～6歳であり，多くが就学前に発症します。家庭内では自由な対話ができる子もいれば，家庭内でも発語が乏しい子もいます。学校ではまったくお話しをしない子だけではなく，あいづちやカードを使った意思表出ならできることがあります。

　DSM-5では，自閉症スペクトラムを背景とした会話の困難は緘黙から除外するということになっています[1]。また，病因として緊張を強いられる場面での不安が背景にあると考えられていました。しかし，近年の研究からは，病因について発達障害の基盤があるものとする考えがあります[2]。受診年齢は平均9.0歳であり，発症年齢と受診年齢の時間差が大きいという特徴があります。その理由として大井は，①家庭ではしゃべっているために保護者が問題に気がつかないケースが多いこと，②幼稚園，学校ではたとえしゃべっていなくても周囲に迷惑がかからないため放置されやすいこと，③そのうちしゃべるだろうという楽観論があること，を指摘しています[3]。

診断のポイント

　お話しが苦手な子どもについては，まず聴力に問題がないか検査をしてください。また，家庭とそれ以外の生活場面での発語の違いについてのギャップの大きさに着目します。

専門医に紹介するときのポイント

　治療的な介入が早いほど予後がよいという報告があります。

Steinhausenらの研究によれば，選択性緘黙の子どもの追跡調査の結果，経過観察のみで予後が改善したのは35％にすぎませんでした[4]。

1カ月以上，学校でお話しができない状況が続いているようでしたら専門医の受診をすすめてください。

専門医の治療は？

行動療法が中心になります。指差しやカードを使った意思表示から開始し，shapingと呼ばれる，治療者の口真似や自分が映ったビデオを使って発声練習をしていくというように低い目標から小刻みな段階を設定します。達成度に応じた報酬としてシールやお菓子などの強化子（→p.77）を用いて治療意欲を促進します。

緘黙が起こる場面でのトレーニングを外来治療で指導することが難しい場合は，入院治療を選択することもあります。また，発達障害や知的障害についてのアセスメントも大切です。行動療法と合わせてSSRI（選択的セロトニン再取込み阻害薬）による薬物療法を併用することで治療効果が向上するという報告もあります[5]。絵画療法や遊戯療法も補助的に用います。

症例に学ぶ

☑**患児：Hちゃん，9歳（小学3年生），女児**

Hちゃんはひとりっ子です。出生時体重は2400gとやや小さ

かったものの，ほかに発達の遅れや大病はありませんでした。両親，父方祖父母との5人家族です，幼稚園のころから一人遊びが好きで，教室ではあいさつをはじめとする発語は全くありませんでした。しかし，周囲の子にも好かれ，孤立することはありませんでした。自宅ではよくしゃべり，「お姫様」のように大人たちに命令するなど活発に振る舞っていました。

小学校入学後は他の児童と集団登校していましたが，授業中も発語がありませんでした。授業での挙手もできませんでした。耳鼻科や眼科を受診しましたが視聴覚の障害はみつかりません。

小学校2年生のときに母親がかかりつけの小児科に相談したところ，児童精神科への相談を紹介されました。

知能検査は会話が成り立たないため完全な施行が困難でしたが，平均より下から境界域にあることが推測されました。選択性緘黙の診断をし，担当医から母親に説明をしました。そのうえで，「改善を自然経過に任せることは不確実であるため，発語や意思表示について行動療法を行いましょう」と提案しました。母親の承諾を得て，学校の先生にも診断の内容や治療方針を説明しました。

そして，意思表示について，①挙手，②カードの提示，③口パクであいさつ，④おじぎなどの大きなジェスチャー，⑤小声であいさつ，と小刻みな目標を段階的に設定しました。これらの目標を図解してHちゃんと母親に説明しました。母親と相談して目標が達成できたら小さなご褒美が獲得できる

ようにすることにしました。以上の目標について担任の先生にも伝えました。また，診察ごとに課題の確認を心理士とともに行いました。

　行動療法開始6カ月の時点で，④はほぼ可能となりましたが⑤についてはまだできていません。行動療法の補助として，保険適用外である薬物療法の併用が有効である可能性についても保護者に説明していますが，同意が得られていません。外来ベースでは密度の高い行動療法を行うには限界があるため入院治療を検討しています

用語解説

強化子
　条件付けを強化するための刺激。「お手伝いをしたら，お駄賃がもらえたのでまたお手伝いをしようと頑張る」といった場合，お駄賃という強化子によってお手伝いをする行動を強化されたといえる。

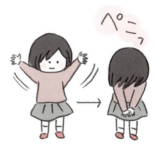

文献
1) 高橋三郎, 他 監訳：DSM-5 精神疾患の診断・統計マニュアル. 医学書院, 2014.
2) McHolm A, 他（河井英子, 他訳）：場面緘黙児への支援――学校で話せない子を助けるために. 田研出版, 2010.
3) 大井正己, 他：児童期の選択緘黙についての一考察. 精神神経学雑誌, 81（6）：365-389, 1979.
4) Steinhausen, et al: J Am Acad Child Adolesc Psychiatry, 35(5): 606-614, 1996.
5) 山村淳一, 他：選択性緘黙への治療. そだちの科学, 22：2263-2267, 2014.

case 5 限局性学習症

怠けていないのに……

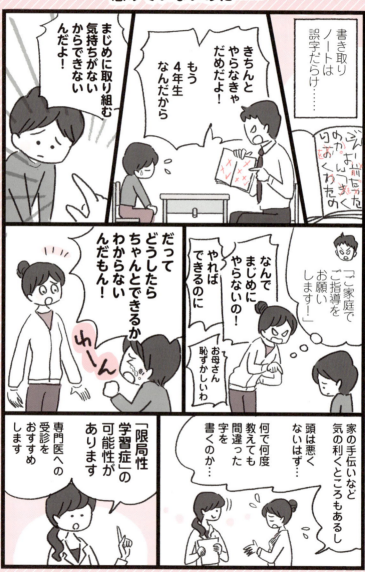

はる君は学校の先生から，「漢字の間違いが多い」とたびた
び指摘されています。母親は「子どもの学習態度が悪いせいだ」
と考え，子どもを叱ってしまいます。しかし，字を書くのが
苦手なこと以外は機転が利くところもあり身のまわりのこと
もきちんとできていますし，年齢相当に発達しているように
思えます。
　スクールカウンセラーが母親に，限局性学習症（SLD:
Specific Learning Disorder）の可能性を話して専門医の受診を
すすめています。

解 説

　限局性学習症とは，従来は「学習障害」と呼ばれていた概念
です。全体の知的発達に比べて読む，書く，計算することが
きわめて苦手な状態をいい，広い意味での発達障害に含まれ
ます。ASDやADHDといた他の発達障害を合併する場合もあ
ります。
　見方を変えると，「学習困難という状態像の背景に，推論の
苦手さや集中力の低下といった ASD や ADHD の特性が影響して
いる」ともいえます。知的能力の全般的な障害や視聴覚の障害，
および不適切な教育的指導による学習困難とは区別されます。
　文部科学省の定義（1999）では，「学習障害とは，基本的に
は全般的な知的発達に遅れはないが，聞く，話す，読む，書く，
計算する又は推論する能力のうち特定のものの習得と使用に
著しい困難を示す様々な状態を指すものである。学習障害は，

その原因として，中枢神経系に何らかの機能障害があると推定されるが，視覚障害，聴覚障害，知的障害，情緒障害などの障害や，環境的な要因が直接の原因となるものではない」となっています。

学齢期の子どもの有病率は5〜15％です。遺伝要因も高いことが示唆されています。

診断のポイント

「知的な遅れはないようだが，読む，書く，計算するなどの能力がその子の全般的な社会適応能力に比べ著しく低い状況があり，視聴覚の障害が否定されていること」が前提になります。そのうえで，長期病欠や不適切な教育的指導による学習の遅れを除外します。

また，ASD，ADHDといった発達障害や双極性障害，うつ病，不安症などの精神疾患を認める場合は，これらの症状自体が学習の妨げをもたらしている可能性に注意する必要があります。診断にあたり，知能検査に加えて視知覚発達検査などの心理検査を行うこともあります。

専門医に紹介するときのポイント

限局性学習症を疑って専門医に紹介する前に，視聴覚障害のスクリーニングを行ってください。また，受診の際には通信簿やテスト答案，書き取り帳を持参するよう保護者に伝えてください。

専門医の治療は？

医療でできることは併存症の有無を含めた診断，診断の説明，および社会資源の活用支援となります。限局性学習症に対するかかわりについては，「治療」というより「支援」という用語のほうが適切かもしれません。

それぞれの子どもの個別性に配慮した，学習支援の策定と実施が支援の中心となります。このため，支援の実践の場は学校をはじめとした教育現場となります。2012年より始まった放課後等デイサービス（→p.54）の活用も選択肢になります。この放課後等デイサービスを利用する際には，療育手帳か精神障害者保健福祉手帳，あるいは発達の特性について医師の診断書が必要です。

子どもが自己肯定感の低下により不安や抑うつを呈する場合は，支持的なカウンセリングを行うこともあります。

症例に学ぶ

☑患児：I君，8歳（小学2年生），男児

漢字の間違いが多いことを学校の先生から頻繁に指摘されています。書き取り帳を見ると一字一字ていねいに書いてはいますが，鏡文字を書いていたり，偏とつくりが左右逆になっていたり，「発達」の「達」の字の横棒が1本少なかったりといった明らかな誤字が目立ちます。

ある日，持病の喘息の経過観察のために訪れたかかりつけの小児科で相談すると，「学習障害の可能性があるかもしれま

せん」と言い，児童精神科のある病院を紹介してくれました。

児童精神科では，I君の生育歴を聴取し，全般的知能を評価するためWISC-Ⅳ，そして読み書きの力の到達度をみるためにSTRAW[3]を行いました。また，担任の先生にLDI-R[4]の記入をお願いしました。

WISC-Ⅳでは全検査IQは平均より高い数値でしたが，下位項目間で有意なばらつきがありました。問診や他の検査結果を総合して限局性学習症と診断し，その見立てについて保護者に説明しました。また，学校の先生にもその結果を説明しました。I君の場合，漢字をただ書き写して覚えるのではなく，文字の成り立ちについて言葉での説明を受けながら覚える方法をとれば正しく書けることがわかったため，学校や家庭での学習指導で工夫した結果，誤字が少なくなってきています。

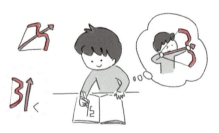

文献

1) 高橋三郎，他 監訳：DSM-5 精神疾患の診断・統計マニュアル．医学書院，2014.
2) 納富恵子，他：学習障害．児童・青年期の精神障害治療ガイドライン（「精神科治療学」編集委員会編），精神科治療学，23（増刊号）：147-160，2008.
3) 宇野彰，他：小学生の読み書きスクリーニング検査（STRAW）．インテルナ出版，2015.
4) 上野和彦，他：LDI-R LD判断のための調査票．日本文化科学社，2008.

睡眠と発達

「寝る子は育つ」ということわざがあるように，子どもが健やかに成長するためには十分な睡眠が必要であることは，昔から知られています。

2006年にわが国では「早寝早起き朝ごはん」全国協議会が設立され，国民運動として推進されています。ちなみにMindellらの研究によれば，わが国の幼児の平均就寝時刻は21時17分であり，欧米諸国のそれが20時25分であるのに比べ遅かったという結果が報告されています[1]。

それでは，乳幼児期の睡眠がその後の発達に及ぼす影響はどのようなものがあるのでしょうか。Touchetteらによれば，幼児期を通しての睡眠時間が短かった群では，それが長かった群に比べて小学校入学時における認知能力の低さおよび多動傾向の強さが顕著であったそうです[2]。

乳児期の睡眠動態とその後の神経発達との関連について，私たちの出生コホート研究からは，「生後10カ月時に就寝が22時以降であった群では，それが21時であった群に比べ生後10カ月から24カ月における神経発達の伸びが有意に低かった」という結果が得られています[3]。

伝承や経験則から当たり前に思われていることについても，科学的に検証されていることがさらに確認できれば，臨床場面で保護者への生活指導を行う際に役立てていくことができるものと思います。

文献

1) Mindell JA, et al: Cross-cultural differences in infant and toddler sleep. Sleep Med, 11(3):274-280, 2010.
2) Touchette E, et al: Associations between sleep duration patterns and behavoeral/cognitive functioning at school entry. Sleep, 30(9): 1213-1219, 2007.
3) 奥村明美，高貝就，他：乳児期の睡眠と幼児期のおける神経発達についての前方視的検討．子どものこころと脳の発達，7：46-54，2016．

case 6 発達性協調運動症

ボタンがうまくかけられないかず君

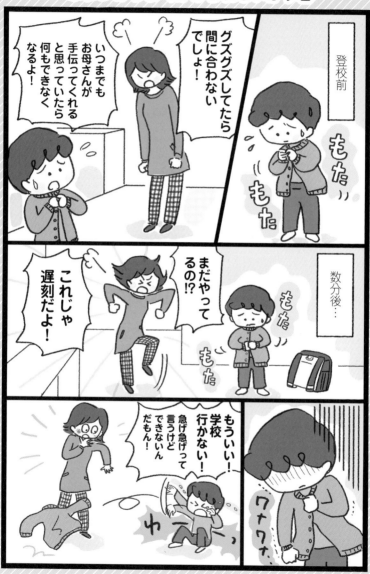

朝，身仕度に手間取っているかず君を見て母親はやきもき
しています。そして何度も厳しい声かけを繰り返しますが，
怒鳴っでも効率があがることはありません。

　かず君は動作がうまくいかないもどかしさと、その辛さをわ
かってもらえないくやしさから感情を噴出してしまいました。

解　説

　家庭や学校生活を営むのに障害が出るほどの手先の極端な
不器用さや運動の苦手さを，DSM-5 では発達性協調運動症
（DCD：Developmental Coordination Disorder）と呼んでいます。
「統合運動障害（dyspraxia）」「小児不器用症候群」と呼ばれるこ
ともあります。

　シャツのボタンをかける，パズルを組み立てる，球技をする，
字を書くといった日常生活上の運動面での困難さや，運動を
連続し協調させることが必要な運転や道具の操作の苦手さと
いったかたちで現れます。

　5〜11歳の子どものDCDの有病率は5％程度で，男児に
多いとされています。妊娠中のアルコール暴露やそれにと
もなう早産，低出生体重が危険因子となります。またASD，
ADHD，LDの子どもの約半数に併存します。DCDの子どもは
位置や部位，四肢の動きの速度，筋肉により生じた力を認識
すること，すなわち筋肉運動位置（→p.89）感覚および視覚
に問題があると考えられています。

　ちなみに映画『ハリー・ポッター』シリーズの主役を演じた俳

優，ダニエル・ラドクリフは自分がDCDで，19歳の時点で靴ひもが結べず，きれいな字が書けないことを公表しています。

診断のポイント

　DSM-5では，DCDの診断基準を以下のように定めています。

A. 協調運動技能の獲得や遂行が，その人の生活年齢や技能の学習および使用の機会に応じて期待されるよりも明らかに劣っている。その困難さは，不器用（例：物を落とす，または物にぶつかる），運動技能（例：物を掴む，はさみや刃物を使う，書字，自転車に乗る，スポーツに参加する）の遂行における遅さと不正確さによって明らかになる。

B. 診断基準Aにおける運動技能の欠如は，生活年齢にふさわしい日常生活動作（例：自己管理，自己保全）を著明および持続的に妨げており，学業または学校での生産性，就労前および就労後の活動，余暇，および遊びに影響を与えている。

C. この症状の始まりは発達障害早期である。

D. この運動技能の欠如は，知的能力障害（知的発達症）や視力障害によってうまく説明されず，運動に影響を与える神経疾患（例：脳性麻痺，筋ジストロフィー，変性疾患）によるものではない。

　不器用さが生活年齢に比べて際立って目立っていること，併存する発達障害がある場合は困難さがその障害によって説明できるものよりも過剰であることがポイントになります。ソフトサイン（→p.89）も評価します。

専門医に紹介するときのポイント

DCDの所見はしばしば子どもの怠けや努力不足であるとみなされがちで，自己評価の低下やいじめの原因となりがちです。合理的な配慮につなぐためにも，ためらわず専門医へ紹介していほしいと思います。

専門医の治療は？

DCDによる生活上の困難や併存症による影響をVineland-Ⅱ適応行動評価尺度（→p.89）などを用いて行います。その結果を家庭や学校にフィードバックし，個別支援計画の作成を支援します。また，自己肯定感の低下による不安や抑うつに対しては，支持的な精神療法を施行する場合もあります。

症例に学ぶ

☑ **患児：J君，7歳（小学3年生），男児**

J君は幼稚園のころから運動が苦手で，ボール投げがうまくできません。図工の授業では紙を糊付けするときにいつも両方の手のひらが糊でベタベタになってしまいます。また，食事のときにしょっちゅう食べ物をこぼします。母親が何度注意してもなかなかよくなりません。お父さんは，「この子は不器用だなあ。でも，だんだん訓練すればできるようになるさ」と楽観的でした。しかし，小学校に上がってからも同様の状態が続いています。学校でも担任の先生は，「J君は他の子と比べて身のまわりのことがうまくできないことがありますね。

でも，一生懸命取り組んでいるんですよ」と話してくれます。

あるとき，母親が発達性協調運動症を取り上げたテレビ番組を見て，J君にあてはまる気がしたので担任の先生に相談したところ，地域にある発達障害を専門にしているクリニックの受診をすすめられました。さっそくJ君を連れて受診したところ，クリニックの医師は本人にいろいろな作業をやらせてみたり，母親からの問診および学校からの情報提供を総合した結果，発達性協調運動症と診断しました。そして，「J君を叱ったり注意しても改善は望めないけれど，本人のペースに合わせた工夫を行うことで少しずつ運動機能を向上させることができる」と説明しました。さらに，学校での望ましい配慮について説明するとともに，運動機能の訓練のために放課後等デイサービス（→p.54）の利用を提案しました。

J君と母親はクリニックの医師から意見書を書いてもらい，いくつかの事業所を見学して，感覚統合療法を取り入れたメニューを準備しているところに通うことにしました。

現在J君は週3回，放課後等デイサービスに通っています。工作の糊付けの際に手が汚れないように，指導員さんが厚紙でつくってくれたガイドを使うことで手が汚れることが減りました。また，遊具を用いて自分のペースで体を動かすことを楽しんでいます。

用語解説

筋肉運動位置
　筋肉により生じた力（位置や部位，四肢の動きの速度）など。

ソフトサイン
　神経学的徴候。その疾患に特有な注意すべき所見で，微細なものであることが多いので見逃さないように注意して観察する。

Vineland-Ⅱ適応行動評価尺度
　適応行動の発達水準を幅広くとらえ，支援計画作成に役立つ検査。年齢群別の相対的評価を行うとともに，個人内差を把握できる。

文献

1）髙橋三郎，他 監訳：DSM-5 精神疾患の診断・統計マニュアル．医学書院，2014．
2）杉山登志郎，他 監：発達障害のある子どもができることを伸ばす！幼児編．日東書院，2011．

case 7 チック

変な顔するんじゃないの！

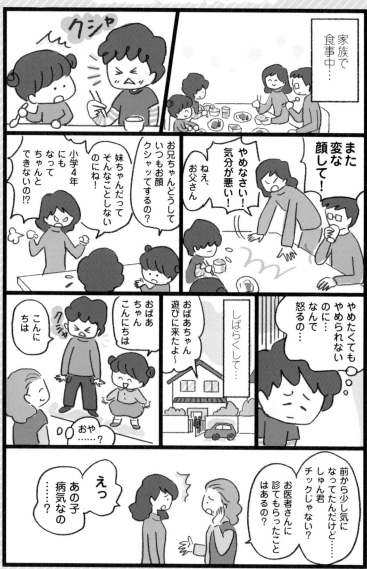

しゅん君は運動性のチック症状が家庭内で出現しています。母親は不随意性の症状であることを知らないため，しゅん君がふざけてやっていると考えそのたびに叱責します。

　ある日，チックについての知識がある祖母が母親に対して医療受診をすすめたところ母親は驚いています。

解説

　DSM-5によれば，「チックとは，突発的，急速，反復性，非律動性の運動または発声である」と定義されています。心因性ではなく，生物学的な基盤のある病気と考えられています。しかし，心理的な要因の影響を受けやすく，緊張感の変動や不安の増大に伴い症状が悪化します。

　チックの症状は部分的には自らの意思で抑制が可能ですが，すべての発作を抑制することはできません。持続時間が短いまばたきや咳払い，頭の回転，肩すくめのような単純性のものから持続時間がより長くチック症状が複合する複雑性のものまで1つのスペクトラムでとらえる概念が一般的となっています。

　多彩な運動チックおよび1つ以上の音声チックのあるものを「トゥレット症」と呼びます。トゥレット症の音声チックの症状には反響言語（→p.94）や汚言（→p.94）が特徴的といわれていますが，すべての症例に現れるものではありません。

　6歳前後に発症することが多いのですが，症状が目立ってくるのは小学校高学年〜中学生ころです。男児により多くみ

られます。ADHDやASDといった発達障害や強迫症が併存することもあります。

診断のポイント

　子どもの症状を観察し，家族から経過を聴取することが必要です。DSM-5の診断基準では，上述の症状が初発から1年以上持続していることを条件としています。ASDの子どもにみられる反復行為とは運動の速度等に質的な違いがあります。

専門医に紹介するときのポイント

　多くのチックは一過性で，1年以内に消失します。逆にいえば，症状が1年以上にわたり続いていれば専門医に紹介してください。

　チックは，たとえば厳格な父親の存在など，家族の養育態度に原因を求められがちです。確かに家族をはじめとした対人関係がもたらす情緒の変調が症状に与える影響は否定できませんが，心因性の病気ではない以上，治療的なかかわりとしては十分ではありません。チックの治療には後述するような多面的なアプローチが必要です。まず，「チックが心因性の病気ではない」ということを保護者に説明したうえで，専門医の受診をすすめていただければと思います。

専門医の治療は？

　重症度によりアプローチが異なります。まず，子ども自身

の困り感や家族の苦悩をしっかり聞きます。そのうえで，チックの原因が子どもの態度の悪さや努力不足によるものではないこと，そして保護者の養育態度によるものでもないことを説明します。そして，チックをやめさせようとして叱ることはしないように助言します。

　子どもと保護者の同意を前提に，学校の先生にも同様の説明をすることもあります。緊張や不安を軽減させるため，家庭や学校での環境調整を働きかけることも有効です。

　重症例に対しては，リスペリドンやアリピプラゾールといった抗精神病薬が有効です。チックに伴う不安症状の軽減には，ロラゼパムなどのベンゾジアゼピン系の抗不安薬を使用することもあります。

　認知行動療法の有効性も報告されています[2]。成人の難治例に対しては，脳深部刺激療法（→p.94）（DBS：Deep Brain Stimulation）による外科治療が適応となる場合があります。

症例に学ぶ

☑ **患児：K君，15歳（中学3年生），男児**

　K君は小学校3年生のころから頬のひくつきや咳払いがときどきありました。中学に入ってからは，教室でテストを受けているときなど緊張が高まったときに，これらの症状が激しくなることが増えてきました。

　近所のかかりつけの小児科医院を受診したところ，児童精神科の受診をすすめられました。詳しく話を聞くと，単身赴

任中の父親が自宅に帰ってきたときに家庭でも症状がひどくなるとのことでした。母親によれば，父親は厳格で，帰宅のたびにK君の学業成績について強く指導するとのことでした。

　チックと診断し，アリピプラゾール6mgの処方を開始しました。また，緊張が高まる場面がチックの悪化を助長しやすいことを母親にも説明しました。チックの症状は薬物療法を開始した後も完全に消失してはいませんが，本人によれば受診前の2割くらいに減ったとのことでした。

用語解説

反響言語

　相手の言ったことを繰り返して話すこと。エコラリアともいう。自閉症スペクトラムや脳の障害による言語障害の子どもによくみられる。たとえば，「積み木とミニカーどちらであそぶ？」と聞くと「どちらであそぶ？」と答える。

汚言

　排泄に関する汚い言葉や卑猥な言葉，罵倒する言葉を指す。これらを不随意に発してしまう特徴的なチックの症状もある。

脳深部刺激療法

　進行期のパーキンソン病や本態性振戦，ジストニアなどの不随意運動症に対する治療法の1つ。脳の深部に電極を留置し，電気を流すことで過剰に活動している神経核の細胞活動を抑制する。

文献

1）金生由紀子：チック障害，トゥレット障害. 現代児童青年精神医学，第2版，永井書店，2012.
2）Flessner CA: Cognitive-behavioral therapy for childhood repetitive behavior disorders: tic disorders and trichotillomania. Child Adolesc Psychiatr Clin N Am, 20(2): 319-328, 2011.

「キラキラネーム」

　「キラキラネーム」とは，かつては「珍名」「奇名」と呼ばれていたような個性の強い名前についての呼称として，2010年ごろからよく耳にするようになった言葉です。

　近頃，「キラキラネーム」がついた子どもとその保護者の受療行動についての分析を試みたユニークな論文が話題になりました[1]。この論文では，時間外に救急外来を受診した患者の数について，「キラキラネーム」群と「非キラキラネーム」群で有意差があったと報告されています。この論文では，「キラキラネーム」の定義は，104人のスタッフによる可読率を基準にしています。

　この論文が反響を呼んだのは，サンプル数や交絡因子の存在の可能性などといった解釈の限界について丁寧に考察しつつも，「『キラキラネーム児』の保護者が，病院という公共空間に対する配慮に欠いているために深夜に救急受診している可能性を示唆している」と論じた点です。

　この論には賛否両論があると思いますが，ほとんどの保護者はわが子の末長い幸せを祈る気持ちを込めて命名しているのだと思います。将来，わが子にその名前の由来を説明でき，また汚言のように聞く人が明らかに不愉快になるような名前でなければ，いささか奇抜な名前であってもそれを揶揄する権利は誰にもないと私は考えます。

　私の名前も「就」一文字で「シュウ」と読みますが，やや珍しい名前だと思います。昭和の時代に「キラキラネーム」という用語があったなら認定されていたかもしれません。

文献
1）松浦祐史，他：キラキラネームとER受診時間の関係．小児科臨床，68：2113-2117，2015．

case 8 子ども虐待
第四の発達障害

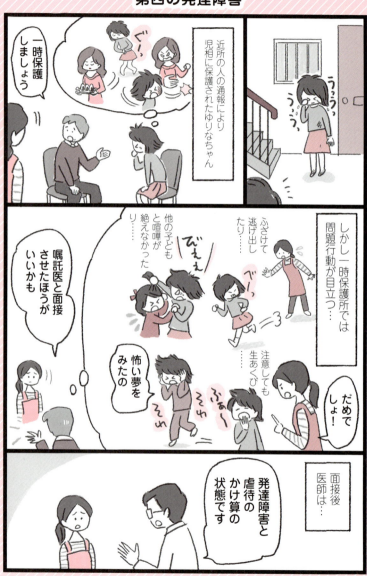

ゆりなちゃんは自宅から締め出され泣いているところを，近隣から児童相談所に通報があり，児相職員が駆けつけ保護されました。その後の調査で，締め出しだけではなく言うことを聞かないときに食事を与えられなかったり，体罰を受けていたことが明らかになりました。

　保護所でのゆりなちゃんの様子は落ち着かず，職員の指導に対してふざけたり逃げ出したりして聞こうとしません。また，他の入所児童とのけんかが絶えません。職員が注意するとボーッとして生あくびをすることがあります。真夜中に「怖い夢を見た」と言い，ひどく怯えることが多くあります。

解　説

　子ども虐待は愛着の未形成からくる安定した対人コミュニケーションの困難に加えて，多動傾向，解離症状，感情興奮性の増大といった多彩な症状を示します。これらの症状のなかにはASDやADHDの行動障害と見まがうものが少なくありません。

　児童精神科では，このような状態像を示す子どもたちに出会うことが珍しくありません。このため，杉山は子ども虐待を知的障害，自閉症スペクトラム，学習障害に次ぐ「第4の発達障害」と分類することを提唱しています[1]。また，従来診断のアスペルガー症候群のような知的障害を伴わないASD児では，コミュニケーションの障害から周囲との摩擦や問題行動を起こすことについて，周囲の大人から「わかっているのに言

うことをきかない」と誤解され，しつけと称した厳しい体罰の繰り返しなどの虐待被害にあうリスクが高くなります。

　ちなみに米国の発達障害者権利擁護法（2001）では，発達障害のある人は虐待，性的および財政的搾取にあうリスクが高いことが明記されています。発達障害と虐待の掛け算の状態によりもたらされる行動障害は重く，自傷，他害，事故傾性（→p.101）などが目立ちます。このため，家庭や学校だけでの環境調整では対応が困難です。近年では，児童福祉施設での保護や児童精神科での入院を要するケースの中心となっています。

診断のポイント

　子どもの精神症状が多彩であること，子どもへの虐待を示唆する所見があることの2点が主なポイントです。ネグレクトや言葉の暴力の場合は，身体外傷の確認ではわかりません。このため，生育歴や家庭環境についての情報を児童相談所や学校と連携しながら収集することが必要です。

　また，子ども虐待で生じる解離症状の特徴の1つに，叱責されている最中の生あくびや尿失禁があげられます。これは，子どもが自分の意識を飛ばすことで虐待の苦しさから逃れる心理的な防衛機制といわれています。

専門医に紹介するときのポイント

　虐待に曝される環境から子どもを保護することが優先されます。虐待が疑われたら、ためらうことなく児童相談所に通

報してください。児童虐待防止法では，子どもへの虐待を児童相談所に通報することは守秘義務に優先することを保証しています。まず児童相談所が介入し，虐待の加害者との分離の必要性が検討され，分離が必要な場合は一時保護となります。その後，家庭との再統合，施設入所などが検討され，医学的対応の必要が大きい場合は児童精神科への入院といった措置が行われます。

専門医の治療は？

薬物療法と精神療法を行います。薬物療法として，抑肝散などの漢方薬や少量の向精神薬を用います。

精神療法を行う際に，虐待に由来するトラウマや解離の重症度について心理学的な評価尺度でアセスメントを行います。これらの症状は重症度が高くないものであれば時間の経過や支持的精神療法により改善します。しかし，複雑性PTSDに対しては，TF-CBT（→p.101），TFT（→p.102），EMDR（→p.102），ホログラフィートーク（→p.102）といった専門的な治療技法を，時にこれらを組み合わせて用いられます。重い解離症状については自我状態療法（→p.102）が有効な場合があります。

症例に学ぶ

☑患児：Rさん，13歳（中学1年生），女児

Rさんは，自らも幼いころに虐待を受けた体験がある母親

の元に生まれました。母親はRさんが2歳のころから言うことを聞かないと体罰を加えたり，食事を与えず長時間押し入れに閉じ込めるようになりました。

あるとき母親は，"自分が子どもにしていることは自分がされてきた虐待と同じではないか"と思い保健師に相談したことから，児童相談所が介入し施設入所となりました。

8歳のときに施設を退所し，母と同居を始めました。はじめは母親との関係は良好でした。しかし，Rさんが10歳のときに母親に恋人ができ，2人で酔っ払って帰宅することがしだいに増えました。そのころよりRさんは，「私なんか生まれて来なければよかった！」と叫び，家の中の物を壊すことが増えてきました。再び児童相談所が介入し，児童養護施設に入所しました。施設では他の子どもとの衝突が多く，職員が注意すると意識が遠くなり，生あくびや尿失禁がみられたので小児科を受診しましたが，身体の精査ではとくに器質的な異常は認めませんでした。

小児科からの紹介で児童精神科病棟のある病院に入院となりました。入院後は看護師にまとわりつき，治療者の気をひく行為が目立ちました。病棟では他の児童にからかわれると反応し急に大声を上げ泣き出し，自室の壁を殴り破損することもありました。

対応として，治療者と話をしたいときにはその気持ちを言葉にすることをRさんに促し，試し行動には応じないという対応を治療者間で統一することにした。また，自分の気持ち

を言語化できたときにはきちんとほめてフィードバックをはかることにしました。同時に，イライラしたときには自室でクールダウンの練習をするようにしました。

これらの工夫の結果，治療者を挑発するような行動はなくなりました。これを受けて，児童相談所職員の介在のもと入院後4週間ころから自宅外泊を繰り返し施行し，そのつどRさんや母親と課題を確認しました。

自宅での状態が安定してきたので，入院8週後に退院となりました。

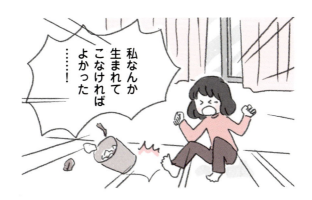

用語解説

事故傾性
　Accident Proneness の訳。うつ病の人に見られがちな消極的な自己破壊行為を指す。自暴自棄に陥ったり，危険なおもちゃを飲み込もうとしたり，治療を拒否するなどの行為がみられる。

TF-CBT
　トラウマフォーカスト認知行動療法（Trauma-Focused Cognitive Behavioral Therapy）。3〜18歳までの児童のトラウマに焦点をしぼった認知行動療法。保護者が一緒に参加する点が特徴的。

TFT

Thought Field Therapy, 思考場療法ともいう。上半身と腕の経穴を指で「タッピング」することで，多種多様な精神的・身体的不調を治療することができるとする治療法。科学的に明確なエビデンスはないが，統計的に心的外傷後ストレス障害（PTSD），うつ病，不安，依存症の治療に効果があるといわれている。

EMDR

Eye Movement Desensitization and Reprocessing（眼球運動による脱感作および再処理法）。アメリカの心理学者であるフランセス・シャピロが1989年に考案した心理療法でPTSDやいじめ，虐待などのトラウマを抱える人を対象としている。セラピストが左右に振る指を追いながらトラウマ経験を想起するなど全8段階を踏んで行われる。

ホログラフィートーク

PTSDやトラウマをもつ人を対象にした心理療法の1つ。軽催眠下で自分の感情や身体症状の意味を読み取り解決，癒やすというプロセスを行う。

自我状態療法

Watkins夫妻によって開発された心理療法で，Ego State Therapyとも呼ぶ。幼少期に非常につらい出来事を経験してトラウマにより深刻な心理的問題を抱えている場合に用いられる方法。自己の中にある場面により使い分けているさまざまな自己（自己内家族）それぞれに自分の思いを語らせ，家族療法やグループセラピーのように対話する。

文献

1）杉山登志郎：発達障害の子どもたち．講談社現代新書，2007.
2）杉山登志郎：子ども虐待という第四の発達障害．学研プラス，2007.

索引

欧文

Accident Proneness ·· 101

ADHD（Attention-Deficit/hyperactivity disorder）
···················· 11, 35, 56, 62, 79, 85, 92, 97

ADHD-RS ·· 58, 62

ADI-R ··· 49

ADOS2 ·· 48

AQ（Autism-Spectrum Quotient）····················· 48, 54

ASD（Autism Spectrum Disorder）
·············· 10, 20, 35, 46, 57, 66, 79, 85, 92, 97

CARS2 ·· 48

Conners3 ··· 58, 62

DBS：Deep Brain Stimulation ···························· 93

DCD：Developmental Coordination Disorder ·········· 85

dyspraxia ·· 85

Ego State Therapy ·· 102

EMDR··· 99, 102

Eye Movement Desensitization and Reprocessing ········ 102

IQ ··· 23, 60, 82

LDI-R ··· 82

PARS ··· 48

PDD（Pervasive Developmental Disorders）················· 47

SCQ（Social Communication Questionnaire）········· 48, 54

SLD：Specific Learning Disorder ························· 79

SSRI ·· 75

SST（Social Skills Training）························· 52, 55

STRAW ··· 82

TF-CBT（Trauma-Focused Cognitive Behavioral Therapy）
·· 99, 101

TFT（Thought Field Therapy）··················· 99, 102

Vineland-Ⅱ適応行動評価尺度 ····················· 87, 89

Wingの三徴候 ·· 48, 54

WISC-Ⅳ ·· 48, 82

あ行

愛着形成	10, 21, 37
愛着行動	14, 39
愛着障害	10, 14, 21, 35, 62
アスペルガー症候群	30, 47, 54, 97
アタッチメント	40
アトモキセチン	59
アリピプラゾール	93
エラコリア	94
汚言	91, 94, 95

か行

解離症状	97
かかりつけ医	48
学習困難	65, 79
学習障害	3, 10, 21, 54, 79, 97
感覚過敏性	32, 48
虐待	14, 33, 34, 38, 62, 71, 96, 102
強化子	75, 77
筋肉運動位置	85, 89
クロルプロマジン	50
限局性学習症	78
高機能自閉症	47, 54
抗精神病薬	93
向精神薬	99
行動療法	53, 55, 75
広汎性発達障害	10, 21, 27, 47
抗不安薬	67, 93

さ行

自我状態療法	99, 102
事故傾性	98, 101
自己肯定感	58, 61, 81, 87
児童相談所	35, 55, 97
児童発達支援施設	52, 55

自閉症……………………………… 10, 30, 47, 54, 55
　──診断面接改訂版………………………………… 48
　──スクリーニング質問紙……………………… 48, 54
　──スペクトラム観察検査………………………… 48
　──スペクトラム指数…………………………… 48, 54
自閉スペクトラム症……………… 4, 10, 21, 27, 46, 66
社会生活技能訓練……………………………… 52, 55
紹介状……………………………………………… 63
情緒級……………………………………………… 52, 55
小児自閉症評価尺度……………………………… 48
小児不器用症候群………………………………… 85
人格障害…………………………………………… 22
診断名………………………………… 10, 19, 47, 63
精神遅滞…………………………………………… 20
選択性緘黙……………………………………… 55, 72
選択的セロトニン再取込み阻害薬………………… 75
ソフトサイン…………………………………… 86, 89

た行

第4の発達障害…………………… 14, 36, 41, 97
多動傾向……………………………………… 57, 83, 97
多動症状…………………………………………… 57
チック……………………………………………… 90
知的障害………………… 3, 10, 20, 47, 55, 75, 80, 97
知能指数…………………………………………… 25
注意欠如多動性障害………………… 3, 10, 21, 56
聴力………………………………………………… 74
適応指導教室…………………………………… 67, 70
統合運動障害……………………………………… 85
登校刺激………………………………………… 67, 70
トゥレット症……………………………………… 91
トークン・エコノミー法……………………… 53, 55
特別支援学校…………………………… 4, 26, 52, 70
特別支援教育……………………………… 4, 16, 26
特別支援クラス……………………………………… 4
凸凹…………………………………………… 3, 29
トラウマ…………………… 34, 99, 101, 102
　──フォーカスト認知行動療法…………………101

な行

生あくび	97
日本自閉症協会版広汎性発達障害評定尺度	48
尿失禁	98
認知行動療法	67, 93, 101
脳深部刺激療法	93, 94

は行

発達障害者支援法	16
発達障害の一覧	10, 21
発達性協調運動症	10, 21, 84
発達性言語障害	10, 21
反響言語	91, 94
半構造化面接	49, 54
反社会性傾向	58
反応性愛着障害	10, 21, 58, 62
非行	35, 37
不安症状	93
複雑性PTSD	99
不注意症状	58
不登校	64
フリースクール	67, 70
フリン効果	25
ベンゾジアゼピン系	93
放課後等デイサービス	49, 54, 81, 88
ホログラフィートーク	99, 102

ま・や・ら行

メチルフェニデート塩酸塩	59
遊戯療法	52, 55, 75
抑肝散	50, 54, 99
夜泣き	50
リスペリドン	93
ロラゼパム	93

107

著者略歴

髙貝 就（たかがい しゅう）

浜松医科大学児童青年期精神医学講座　特任教授

静岡県藤枝市生まれ。平成8年に新潟大学医学部卒業。浜松医科大学病院精神科神経科講師，国立病院機構天竜病院児童精神科部長などを経て平成25年より浜松医科大学子どものこころの発達研究センター特任准教授，平成28年4月より現職。専門は児童青年期精神医学。浜松市精神保健福祉審議会委員などを兼務。

著書
『子どもの発達障害家族応援ブック』（単著，法研，2013）
『子どものPTSD　診断と治療』（共著，診断と治療社，2014）
『必携発達障害支援ハンドブック』（共著，金剛出版，2016）他

小児発達障害について非専門医の先生に知っておいてほしいこと、まとめてみました

定価（本体3,000円＋税）

2018年9月2日第1版発行

- ■**著　者**　髙貝 就
- ■**発行者**　梅澤俊彦
- ■**発行所**　日本医事新報社
　　　　　〒101-8718　東京都千代田区神田駿河台2-9
　　　　　電話　03-3292-1555（販売・編集）
　　　　　ホームページ：www.jmedj.co.jp
　　　　　振替口座　00100-3-25171
- ■**編集協力・デザイン・DTP**　vincent
- ■**イラスト**　長尾映美
- ■**印　　刷**　ラン印刷社

©Shu Takagai 2018 Printed in Japan
ISBN978-4-7849-4303-6　C3047　¥3000E

本書の複製権・翻訳権・上映権・譲渡権・公衆送信権（送信可能化権を含む）は（株）日本医事新報社が保有します。

| JCOPY | ＜（社）出版者著作権管理機構　委託出版物＞

本書の無断複写は著作権法上での例外を除き禁じられています。複写される場合は、そのつど事前に、（社）　出版者著作権管理機構（電話 03-3513-6969、FAX 03-3513-6979、e-mail:info@jcopy.or.jp）の許諾を得てください。